嚥下障害への対応と危機管理

―歯科口腔外科領域における嚥下リハビリテーションと安全管理―

編著　大井久美子
　　　一戸　達也
　　　植松　　宏
　　　菊谷　　武

財団法人 口腔保健協会

推薦のことば

　摂食・嚥下障害のある人達に対する医療は，多くの異なる専門分野で対応がなされている現状にあります．医療領域のみならず日常生活に密着した「食」に関わる機能であることから，日常生活に関わる療育や福祉の分野においても嚥下障害者への新たな対応がなされてきています．しかし，新しいリハビリテーションの分野で，日常高頻度でくり返しなされる生活機能であることなどから，ともすると呼吸器と消化器の2つの機能を常に意識しながら対応することの必要性や，全身の危機管理が最優先されなければならないという意識が忘れられ，危機管理意識も薄くなりがちです．

　ところで，わが国における不慮の事故による死亡のうち，窒息による事故死は，2000年の統計で7,798人（不慮の事故死全体の19.7％）であり，窒息死の中で65歳以上の高齢者は実にその81％を占めています．高齢社会を迎えて嚥下障害と誤嚥・窒息の問題は益々重要となってきており，その対応は今後の大きな課題でもあります．しかしながら，本書のような視点から書かれた出版物はこれまで残念ながらほとんどありませんでした．

　このような背景を考えると，この時期に歯科麻酔を専門にする歯科医師が中心になって「嚥下障害への対応と危機管理―歯科口腔外科領域における嚥下リハビリテーションと安全管理―」とのタイトルの本書が上梓されましたことは，この分野を学ぶ種々の医療職種の皆様にとってはまさに幸運といえます．

　本書は，嚥下障害のある患者さんの危機管理だけでなく，在宅での生活における管理などの記述も多く，時期をえた皆が望んでいた内容の本であり，摂食・嚥下リハビリテーションに関わるすべての人たちに読んでもらいたいと希望する内容となっています．もう少し詳述して欲しい箇所などもありますが，本書がより進化することの期待をこめて推薦いたします．

2003年6月

日本障害者歯科学会理事長
昭和大学歯学部口腔衛生学教授
向井　美惠

序　文

　摂食・嚥下障害と歯科とのかかわりが叫ばれて久しい．食物を取り込み咀嚼し嚥下するまでの口腔が，歯科医療に携わるものにとっての仕事場である．したがって，かかわって当然といわれても不思議ではないのに，需要に十分対応してきたとは必ずしもいえないのではないだろうか．しかし，歯科医療の現場で摂食・嚥下障害に取り組んでこられた先達の地道でエネルギッシュな努力が実を結び始め，この障害のある患者に間違いなく貢献しているのを目の当たりにすると，摂食・嚥下障害に歯科的アプローチがいかに大切であったかを今さらながら痛感させられる．

　歯科医学はそれぞれの分野に細分化され，専門的な研究が発展を遂げてきた．そのことは国民の健康促進に大いに寄与しているところであるが，一方急速に高齢化が進み，社会を取り巻く環境が一変してしまった．こういう時こそ，それぞれの専門分野で培ってきた研究，臨床の成果を持ち寄って，歯科医療界全体として本腰を入れて摂食・嚥下障害に取り組まなければならない．

　本書では，おもに高齢者の摂食・嚥下障害を取り上げている．在宅患者，口腔がん患者などの豊富な症例をもとに，診断法，治療法，訓練法を具体的に呈示し，多彩な補綴的アプローチも盛り込んだ．またVFのいろいろ，摂食・嚥下障害のいろいろといった具体例を動画としてCD-ROMに入れた．

　さらに本書だけに特徴的なものは，危機管理を大きく取り上げたことである．そもそも摂食・嚥下障害のある患者は発達障害や全身疾患を有するものが多く，診断中や訓練中に生命の危機に晒されることがまれではない．摂食・嚥下リハビリテーションにおいて，いかに安全に施術を遂行するかは非常に大切な問題である．これを解決するには，どのようなことが起こりうるかの予測，起こらないような予防，起きたときの対処法などがしっかりと実践できなければならない．そこで，危機管理の章を独立して設け，その上，在宅患者，口腔がん患者に対して，それぞれの章で具体的な注意点，モニタの活用，全身状態の見方をその都度添えた．

　これから摂食・嚥下リハビリテーションに取り組もうとしている医師，歯科医師，看護師，歯科衛生士，理学療法士の方々に本書を活用していただければ幸いである．

2003年6月

　　　　　　　　　　　　　　　　　　　　　　　　　　　　　　　　　　大井久美子

目　次

Ⅰ　嚥下障害の原因とメカニズム

はじめに ——— 1
嚥下のメカニズム ——— 1
嚥下障害のメカニズム ——— 11

Ⅱ　危機管理

はじめに ——— 16
嚥下障害のある人の全身状態 ——— 16
栄養管理 ——— 32
誤嚥と気道管理 ——— 35
心肺蘇生 ——— 40

Ⅲ　在宅における危機管理

はじめに ——— 47
何が起こるか ——— 47
症例 ——— 78

Ⅳ　口腔がんと嚥下障害

はじめに ——— 87
口腔がんとは ——— 87
口腔がん術後に生じる摂食・嚥下障害の特徴 ——— 88
口腔がん患者の治療前管理 ——— 89
口腔がんの治療の主な方法と嚥下障害 ——— 90

V 口腔がん患者に対するリハビリテーション

口腔がんのリハビリテーションの流れ ——————107
食器の選択 ——————110
食品の選択 ——————112
頸部・肩関節の関節可動域制限に対する訓練 ——————112
バルーンブジー法 ——————113
栄養の確保 ——————113
歯科補綴物による対応 ——————116
メディカル・メーク・アップ ——————120
口腔がん患者のリハビリテーションにおける心理学的アプローチ ——————121
口腔ケア ——————123
放射線療法,化学療法時の口腔ケア ——————123
誤嚥性肺炎予防のための口腔ケア ——————124
上顎がん摘出後の鼻腔ケア ——————125
嚥下障害に対する手術的介入 ——————126

VI 口腔がんによって生じる嚥下機能評価

口腔腫瘍患者の摂食・嚥下障害を疑う臨床所見 ——————129
口腔がん患者の嚥下機能評価 ——————132

付録　CD-ROMの説明 ——————137
索引 ——————139
著者略歴 ——————143

CD-ROM 動作環境 ——————144

I 嚥下障害の原因とメカニズム

はじめに

食物を摂取する行為は
1. 空腹感から食欲が湧き，食物を求めてそれを食物と認知し口に持っていくという先行相
2. 食物を口に取り込み咀嚼し，食塊を形成する準備相
3. 食塊が舌によって口峡部まで送り込むところの口腔相
4. 食塊の先端が口峡部をこえ食道に送り込むまでの咽頭相
5. 食塊が食道を通過する食道相

の5つの相にわけて考えられる．

　嚥下行動を理解するためには，先行相，準備相でどのようなことが起きているかを知ることも重要であるが，一般に嚥下というと口腔相，咽頭相，食道相の3相のことであるのでこれを中心に進めていく．ここで，口腔相と口腔期，咽頭相と咽頭期，食道相と食道期のように嚥下の分類を論じるときに使用される「相」と「期」について認識しておくことが必要である．

　進（1994）は，相（phase）は食物の動き（位相），期（stage）は脳からの指令による組織の動きの時間的推移を指す言葉として「相」と「期」を明確に区別している．食塊が咽頭にある（咽頭相にある）のに嚥下反射が起こらない（咽頭期にない）状態は「相」と「期」にずれが生じているということができる．食塊の動きに対して，脳からの指令が欠如したり，指令があっても組織が動かなかったり，指令を受けとる組織が存在しなかったり，あるいは脳からの指令は届いているのに食塊を形成，移送ができなかったりすると嚥下障害が起きるわけである．

　嚥下障害を知るには，まず嚥下のメカニズムを理解しなければならない．それには，嚥下に関与する筋肉と支配神経や組織の協調運動を熟知する必要がある．その上で，嚥下障害を考えていく．嚥下障害は，嚥下に関与する組織に器質的，機能的，心因的な障害が及ぶことによって生じるが，そこには加齢という因子が加わりさらに複雑になるということを念頭に置かなければならない．

嚥下のメカニズム

　嚥下のメカニズムを考えるとき，摂食，嚥下の一連の動作は各相が重なり合って進むうえに，先行相，準備相，口腔相が随意運動で，咽頭相，食道相は反射運動であるなど，全く異なった運動形態が絡んでくるので，それぞれの相を個別に取りだすのではなく，食塊の流れを

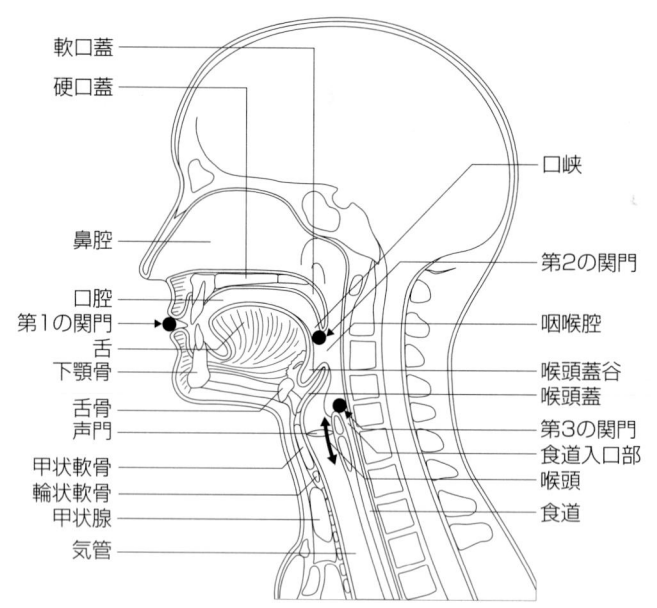

(藤島一郎：脳卒中の摂食・嚥下障害 第2版, p.24, 医歯薬出版, 1998より改変)
図1 鼻腔，口腔，咽頭および喉頭の矢状断

追っていくと理解しやすい．

1. 解剖

　食物は摂食，食塊となって嚥下されるまでに3つの関門を通らなければならない（図1）．第1の関門は歯と口唇である．食物はここで捕食され，ついで咀嚼されて食塊となり，第2の関門へ到達する．ここは口峡部と呼ばれている．口峡の上壁は軟口蓋の後部にある口蓋帆より成り，その中央部には後下方に長く突出している口蓋垂がある．側壁は口蓋帆から外下方に向かう口蓋舌弓と口蓋咽頭弓より成る．2つの弓状の高まりは内部に同名の筋を有し，前者は舌の側縁に後者は咽頭の側壁に達している．両弓の陥凹には口蓋扁桃がある．ここでは舌根と軟口蓋が関門の役割を果たす．食塊が奥舌にあるときは舌根と軟口蓋，舌全体と硬口蓋がぴったりつき，鼻腔に通ずる道が閉ざされ，喉頭蓋が気管の入り口を塞ぎ，気管への道も閉ざされる．食塊の先頭が口峡部にさしかかると反射運動により関門は開く．食塊の最後尾が口峡部を通過すると関門は閉じる．やがて食塊は第3の関門である食道括約筋の弛緩により一気に食道に送り込まれる．

　第2の関門では，食塊は口腔相と咽頭相に，第3の関門では咽頭相と食道相に同時に存在する時期がある．すなわち，第2，第3の関門で2つの相が重なりあうことがあるのが嚥下のメカニズムのポイントである．したがって，それぞれの関門を構成する組織の動きとそれを支配する神経を熟知する必要がある．正常な嚥下運動とは3つの関門を食物が円滑に通過すること

I. 嚥下障害の原因とメカニズム

である.

1) 第1関門

人は食物を食べる対象と認知したとき，食欲がわくと，唾液や胃液の分泌がさかんになって，食べる準備を整える.

食物は第1の関門である口唇と歯を通過すると，口唇は閉鎖し咀嚼が始まる．唾液が加わり舌運動により食塊は飲み込みやすい形となって奥舌に送り込まれる．ここで働く筋群と支配神経は図2～4，表1～3に示す．

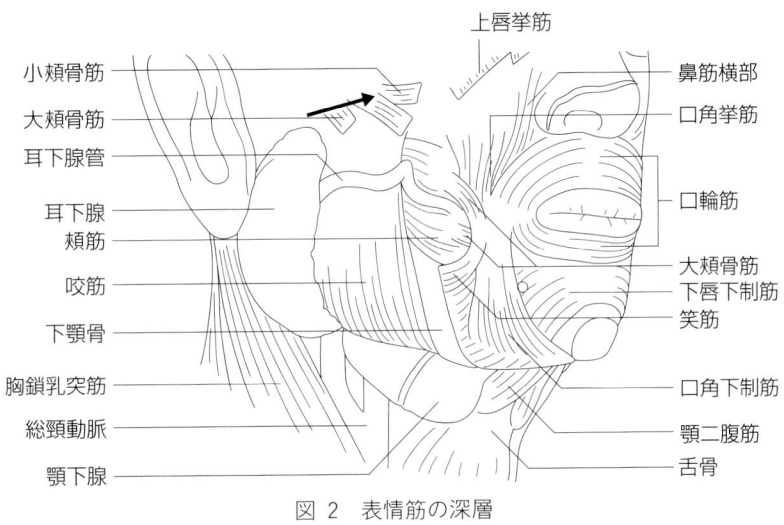

図2 表情筋の深層

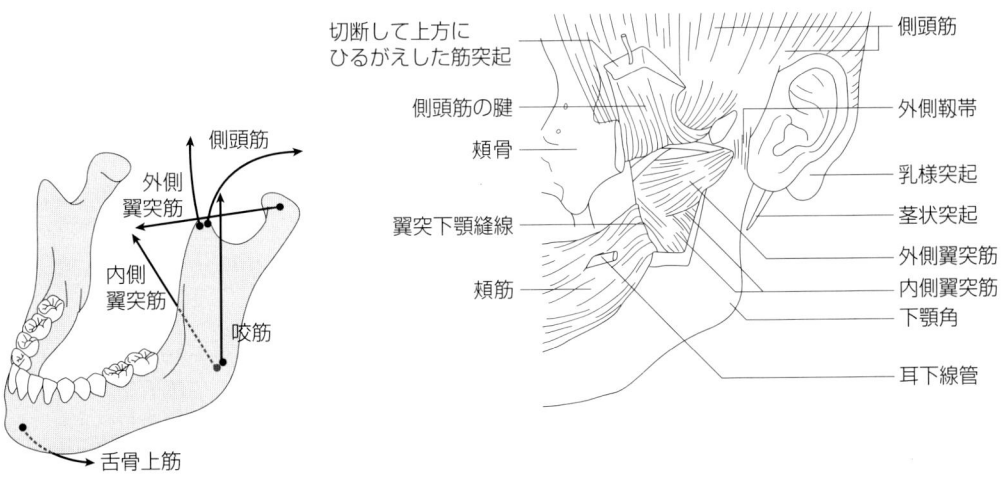

図3 咀嚼筋群とその動き

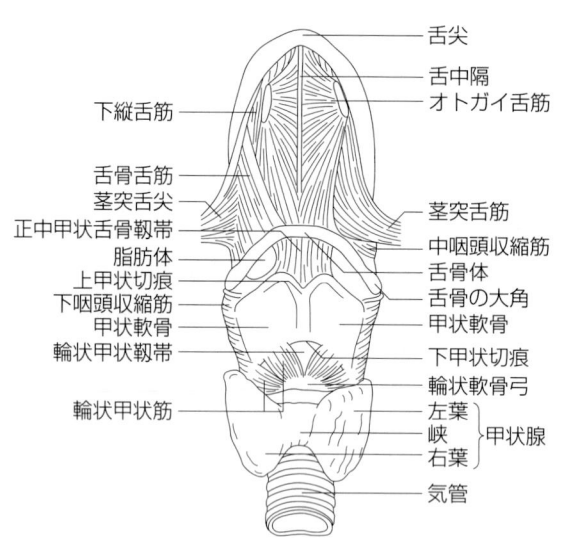

図 4　舌筋および咽頭筋（下前面）

表 1　表情筋

筋の名称	起始部	停止部	支配神経	作用
口輪筋	口裂を取り巻く筋で口唇のなかにある		顔面神経（頬筋枝と下顎縁枝）	口の閉鎖 口をとがらせる
大頬骨筋	前筋の外側で頬骨弓の外面	口角，一部上下両唇	顔面神経（頬骨枝）	口角を引き上げる
頬筋	上顎臼歯部の歯槽隆起 下顎骨の頬筋稜 翼突下顎縫線	口輪筋の深層	顔面神経（頬筋枝）	頬粘膜を歯列に押し付ける 空気を強く吹きだす

表 2　咀嚼筋

筋の名称	起始部	停止部	支配神経	作用
咬筋	浅部—頬骨弓の前2/3の下縁および内面 深部—頬骨弓の後2/3の下縁	下顎骨外面で，浅部は咬筋粗面の下部，深部はその上	三叉神経（咬筋神経）	下顎骨をあげて，歯を嚙みあわせる
側頭筋	側頭鱗外面 側頭筋膜内面	下顎骨の筋突起	三叉神経（深側頭神経）	下顎骨をあげて，歯を嚙みあわせる 下顎骨を後に引く
外側翼突筋	上部—側頭下稜 下部—翼状突起外側板	下顎骨頸 翼突筋窩 顎関節包 関節円板	三叉神経（外側翼突筋神経）	下顎頭を前方に引く 開口する
内側翼突筋	翼状突起後面 翼状突起外側板	下顎角内面の翼突筋粗面	三叉神経（内側翼突筋神経）	下顎骨をあげて，歯を嚙みあわせる

I. 嚥下障害の原因とメカニズム

表 3　舌筋

筋の名称	起始部	停止部	支配神経	作用
オトガイ舌筋	下顎骨オトガイ棘	舌背 舌尖 舌根	舌下神経 (舌枝)	舌を前方へつきだす 舌の中央部を下に引く
舌骨舌筋	舌骨の体，小角および大角	オトガイ舌筋の外側から舌内に入り舌背	舌下神経 (舌枝)	舌を引っ込める 舌の側縁を下に引く
茎突舌筋	側頭骨の茎状突起	舌骨舌筋の外側から舌尖	舌下神経 (舌枝)	舌を引っ込める 舌背を高める
上縦舌筋	舌背の粘膜	舌根から舌尖	舌下神経 (舌枝)	舌を短縮させる
下縦舌筋	舌の下面	オトガイ舌筋と舌骨舌筋の間を通って舌根か舌尖	舌下神経 (舌枝)	舌を短縮させる

　知覚神経は，舌尖と舌体は舌神経（三叉神経の枝），舌根および舌体のこれに接する部分は舌咽神経，舌根後部中央は迷走神経の枝である．

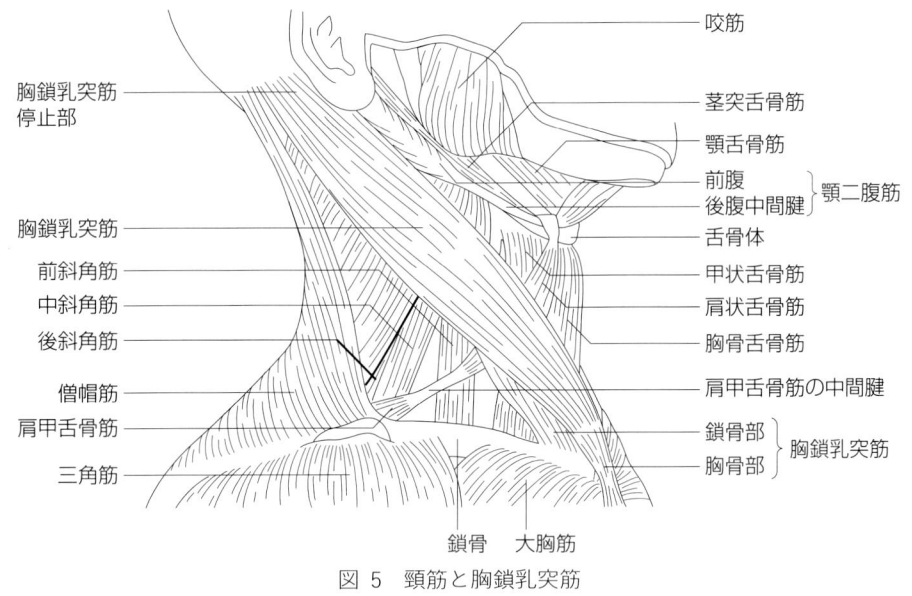

図 5　頸筋と胸鎖乳突筋

2) 第2関門

　咀嚼が終わって食塊が奥舌に近づき喉頭が挙上すると，軟口蓋が上後方へ移動し，舌根部は下方へ移動して第2の関門は瞬時全開となる．食塊が通過すると舌根と軟口蓋，舌全体と硬口蓋が合わさるようについて口腔内，鼻腔への食塊の流れを防止する．舌は挙上しつつ食塊を口蓋に押し付けるようにして前方から後方の食道へと送り込む．喉頭腔を閉鎖する作用は披裂喉頭蓋，仮声帯，声帯の高さで行われる．嚥下時，喉頭は反射的に舌根の下まで前上方に挙上し，喉頭蓋が舌根に押し出されて喉頭部入口部を覆い声門は閉鎖する．これに伴い呼吸は一時的に停止する．このことは，嚥下運動が呼吸運動より優位であることを示している．ちなみに

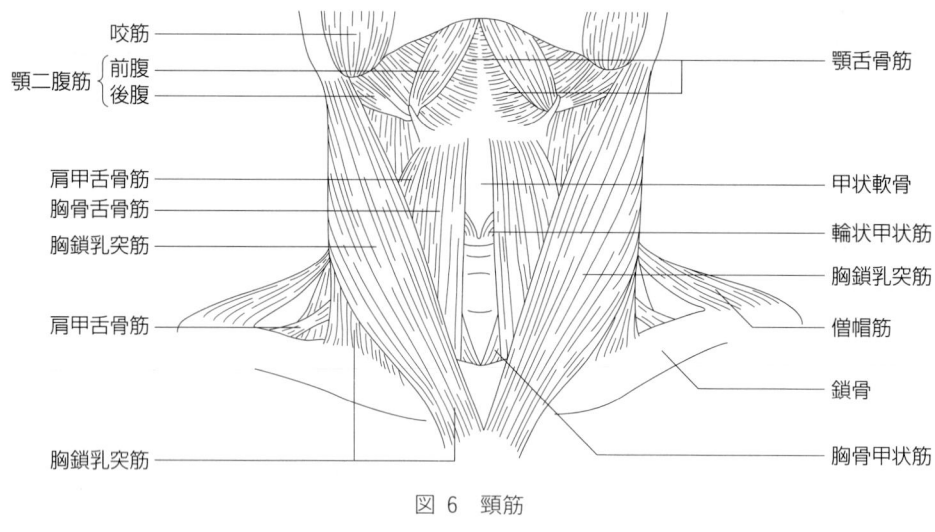

図6 頸筋

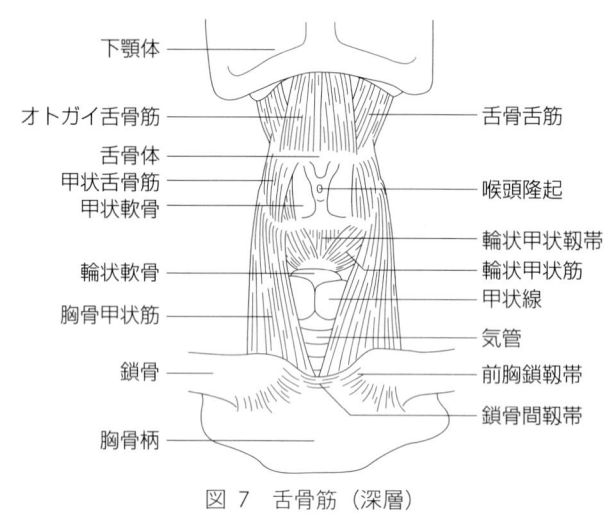

図7 舌骨筋(深層)

健康成人では呼吸停止時間は0.3～1.0秒で,食塊が咽頭腔から食道に送り込まれる時間は1秒以内である.第2の関門付近で働く筋群と支配神経を図5～7,表4～6に示す.

3) 第3関門

第3の関門は食道括約筋がつくっている.食道括約筋は迷走神経の支配で弛緩し関門を開ける.また,喉頭が挙上することでも機械的に開口する.その後食塊は蠕動運動で胃へと運ばれていく.

I. 嚥下障害の原因とメカニズム

表 4　浅頸筋および外側頸筋

筋の名称	起始部	停止部	支配神経	作用
広頸筋	下顎骨縁	下方は鎖骨を越えて肋間の高さで皮膚につく 上方は頬骨弓および下眼瞼	顔面神経 (頸枝)	頸部および鎖骨下部を皮膚に引き上げる筋膜を緊張させる
胸鎖乳突筋	胸骨部—胸骨柄全面 鎖骨部—胸骨端	乳様突起および後頭骨の上項線の外側部	副神経 (外枝) 頸神経叢 (筋枝)	オトガイを上げて後頭部を前下に引く

表 5　舌骨上筋

筋の名称	起始部	停止部	支配神経	作用
顎二腹筋	後腹—乳突切痕 前腹—後腹につづく	後腹—中間腱 前腹—下顎骨の二腹筋窩	後腹—顔面神経 　(顎二腹筋枝) 前腹—下顎神経 　(顎舌骨筋神経)	下顎骨を固定するときは舌骨を引き上げる 舌骨を固定するときは下顎骨を引き下げ、口を開ける
茎突舌骨筋	茎状突起の上外部	顎二腹筋の中間腱の内側から舌大角の基部	顔面神経 (茎突舌骨筋枝)	舌骨を後上方に引く
顎舌骨筋	下顎骨体内面の顎舌骨筋線	舌骨体と正中の縫線	下顎神経 (顎舌骨筋神経)	舌骨を引き上げる 舌骨を固定すれば下顎骨を引き下げる
オトガイ舌骨筋	下顎骨体後面正中のオトガイ棘	舌骨体の前面	舌下神経 (オトガイ舌骨筋枝)	舌骨を前方に引く 舌骨を固定すれば下顎骨を引き下げる

表 6　舌骨下筋

筋の名称	起始部	停止部	支配神経	作用
胸骨舌骨筋	胸骨柄、胸鎖関節包、鎖骨の後面	舌骨体の内側部下面	頸神経ワナ	舌骨を引き下げる
肩甲舌骨筋	下腹—上肩甲横靱帯およびその内側 上腹—下腹につづく	下腹—中間腱 上腹—舌骨体下縁外側部	頸神経ワナ	舌骨を下後方に引く
胸骨甲状筋	胸骨柄後面	甲状軟骨の斜線	頸神経ワナ	甲状軟骨を引き下げる
甲状舌骨筋	甲状軟骨斜線	舌骨体および大角の後面	舌下神経 (甲状舌骨筋枝)	舌骨を下げる 舌骨を固定すれば甲状軟骨を上げる

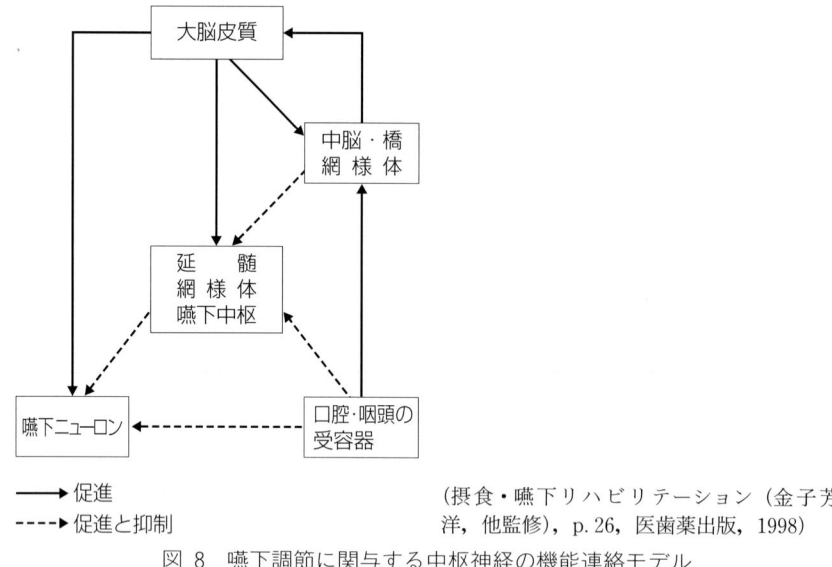

（摂食・嚥下リハビリテーション（金子芳洋，他監修），p.26，医歯薬出版，1998）

図 8　嚥下調節に関与する中枢神経の機能連絡モデル

2. 嚥下中枢と知覚情報

　嚥下中枢は延髄にあり，嚥下運動そのものを支配している（図8）．また，嚥下運動は，食物を食べるものとして認知して，食塊として食道に送り込むまでの一連の食べる動作が協調して行われているからこそ成り立っているのである．

　大脳皮質はまず，視床の働きにより覚醒し，視床下部の働きで食欲を感じる．この時大脳皮質は食物を認知，摂取して咀嚼が始まる．味蕾から味の情報が脳幹部に伝えられると唾液の分泌が盛んになる．咀嚼や味覚の情報は嚥下中枢に伝わり嚥下反射が起こりやすくなる．実際の嚥下反射は，咽頭に向けて送りだされた食塊が咽頭粘膜の知覚受容体を刺激することによって起きる．咽喉頭粘膜の知覚受容体は，舌根，前口蓋弓，軟口蓋，扁桃，咽頭後壁，喉頭に分布している．ここからの刺激は舌咽神経（舌根，咽頭，扁桃，軟口蓋に分布）・迷走神経（咽頭，喉頭に分布）を中心に知覚情報に統合され，三叉神経・顔面神経などの求心性神経を経て，延髄網様体の嚥下中枢に入る．ここからの遠心性の線維は，疑核，延髄背側の舌下神経核，橋背側の三叉神経運動核，顔面神経核に入り，さらに遠心性インパルスとなる．これらの神経が支配するそれぞれの嚥下関連筋群が一連の嚥下動作を行う．すなわち，三叉神経・舌下神経・顔面神経を経て，口蓋帆と軟口蓋が挙上され，上咽頭が収縮し，後鼻腔が閉鎖する．

　また，三叉神経・顔面神経・舌下神経の支配である舌骨上筋群ならびに甲状舌骨筋が収縮し，舌骨の挙上と喉頭の挙上が起こり，喉頭蓋により喉頭腔が閉じる．同時に迷走神経支配である輪状甲状筋や甲状披裂筋などの喉頭筋が収縮して声門が閉鎖する．さらに舌咽神経・迷走神経の興奮により，中～下咽頭が収縮し，食道括約筋の蠕動運動へと続く．ここで働く筋群とその神経支配を図9～11，表7～9に示す．

I. 嚥下障害の原因とメカニズム

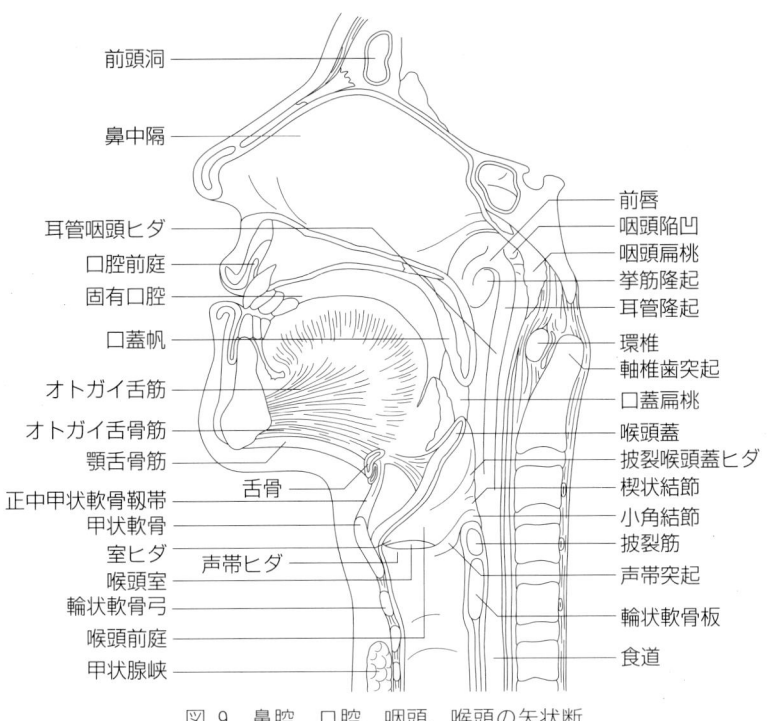

図 9 鼻腔, 口腔, 咽頭, 喉頭の矢状断

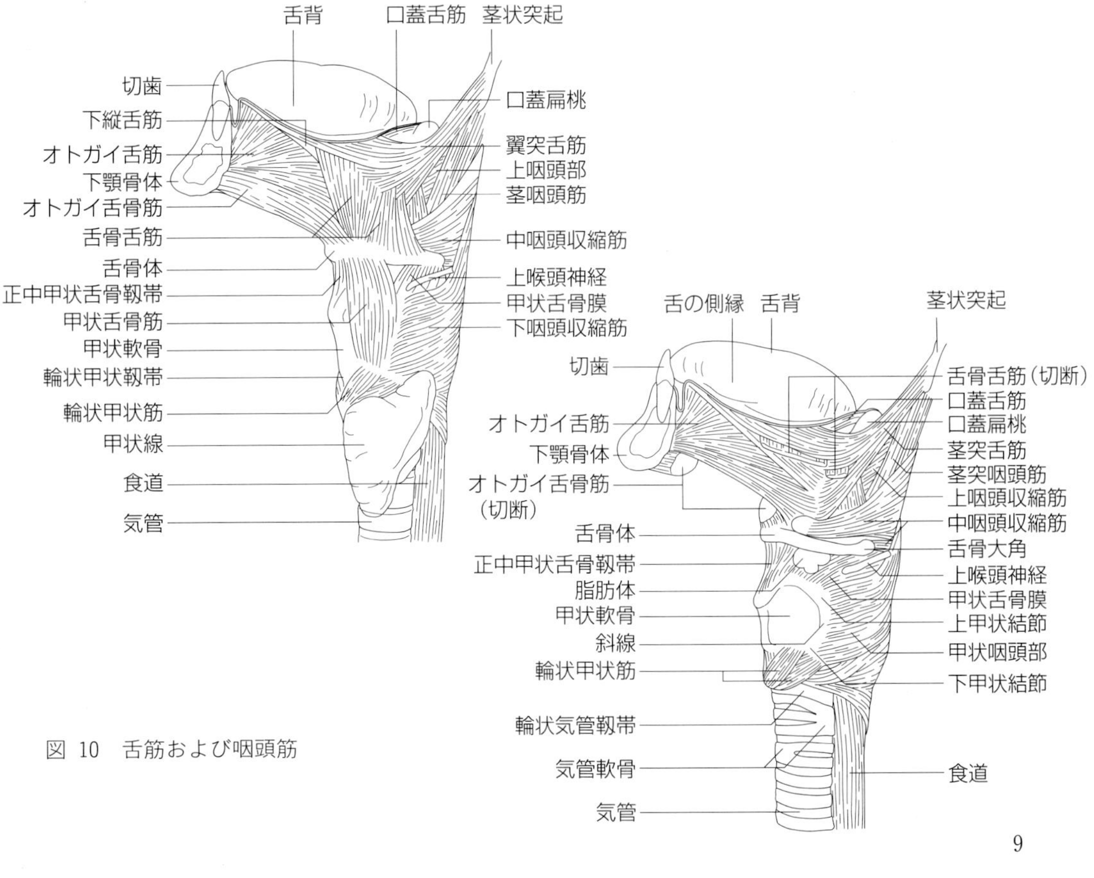

図 10 舌筋および咽頭筋

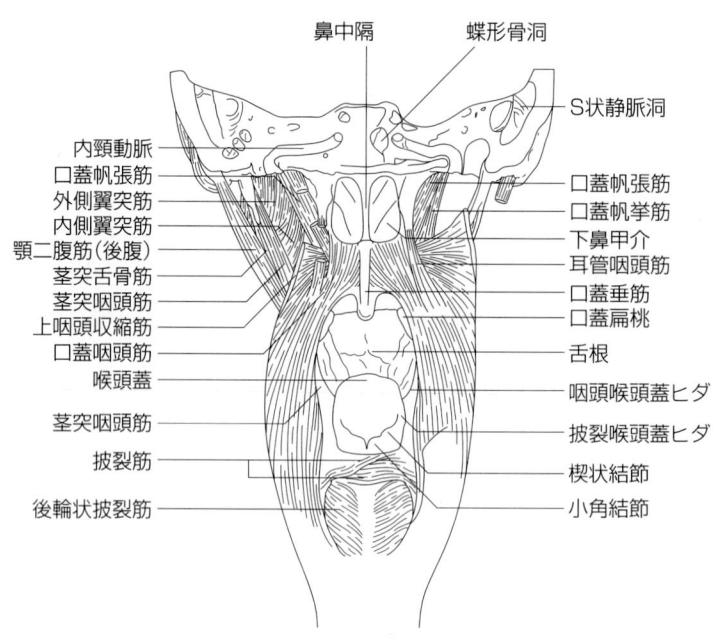

図 11　口蓋筋と咽頭筋
(咽頭後壁を正中面で開き，粘膜を剥いで筋を示す)

表 7　軟口蓋および口峡の筋

筋の名称	起始部	停止部	支配神経	作用
口蓋帆挙筋	頸動脈管外口より前の部分 耳管軟骨	口蓋粘膜内の腱膜中央部	舌咽神経および迷走神経 (咽頭神経叢) 顔面神経の枝	口蓋舌筋，口蓋咽頭筋が緩んでいるときは口蓋帆を上にあげ，この2筋が収縮しているときは口蓋帆を緊張させる
口蓋帆張筋	翼状突起の舟状窩 耳管膜性板	軟口蓋の腱膜	三叉神経	口蓋帆を張る
口蓋垂筋	口蓋骨の後鼻棘	口蓋垂の先端	舌咽神経および迷走神経 (咽頭神経叢) 顔面神経の枝	口蓋垂を短縮させる
口蓋舌筋	舌の側縁	口蓋舌弓のなかを通って軟口蓋に至り，反対側の同じ筋と結合	舌咽神経および迷走神経 (咽頭神経叢)	口蓋舌弓を口蓋垂に近づけ，口峡を狭くする
口蓋咽頭筋	耳管の骨部 翼突筋 軟口蓋	外側部—甲状軟骨板後縁 内側部—咽頭後壁の咽頭縫線	舌咽神経および迷走神経 (咽頭神経叢)	口蓋咽頭弓を口蓋垂に近づけ，口峡を狭くする

表 8　咽頭筋

筋の名称	起始部	停止部	支配神経	作用
茎突咽頭筋	側頭骨の茎状突起	粘膜下組織 喉頭蓋の外側縁 甲状軟骨の上縁	舌咽神経	咽頭を上に引き上げる
口蓋咽頭筋	耳管の骨部 翼突筋 軟口蓋	外側部―甲状軟骨板後縁 内側部―咽頭後壁の咽頭縫線	舌咽神経	咽頭を上に引き上げる
耳管咽頭筋	耳管軟骨の下部	咽頭の後壁と外側壁に広がる	舌咽神経	咽頭を上に引き上げる
上咽頭収縮筋	翼状突起の内側板 頬咽頭縫線 顎舌骨筋線後端	咽頭縫線	迷走神経 舌咽神経 交感神経 （咽頭神経叢）	咽頭を収縮させる
中咽頭収縮筋	舌骨の大角，小角	咽頭縫線	迷走神経 舌咽神経 交感神経 （咽頭神経叢）	咽頭を収縮させる
下咽頭収縮筋	甲状軟骨 輪状軟骨	咽頭縫線	迷走神経 舌咽神経 交感神経 （咽頭神経叢）	咽頭を収縮させる

表 9　喉頭筋

筋の名称	起始部	停止部	支配神経	作用
輪状甲状筋	輪状軟骨弓	甲状軟骨の下縁および下角	上喉頭神経	声帯を張る
後輪状披裂筋	輪状軟膏板後面	披裂軟骨の筋突起	反回神経とこれにつづく下喉頭神経	声門を開く
外側輪状披裂筋	輪状軟骨外側部外面および上縁	披裂軟骨の筋突起および前外側部	反回神経とこれにつづく下喉頭神経	声門を狭くする
披裂筋	披裂軟骨の後面	披裂軟骨の外側縁	反回神経とこれにつづく下喉頭神経	声門を閉じる
甲状披裂筋	甲状軟骨後面 内層は声帯ヒダに入る―声帯筋	披裂軟骨	反回神経とこれにつづく下喉頭神経	声帯を緩める

嚥下障害のメカニズム

　摂食・嚥下は口腔・咽頭・食道を食物が通過する過程であり，食塊がそれぞれの相を一連の動作の流れに乗って進んでいくものと述べてきた．通常嚥下というと飲み込むことあるいは飲み込む動作を意味する．しかし嚥下障害を考えるとき，飲み込む動作だけを問題にしていたのでは何も見えてこない．なぜなら，食物が流れる一連の動作は，複雑で微妙な協調運動を呈するからである．

1. 神経原性嚥下障害

嚥下に関与する神経が種々の原因で中枢性，末梢性に障害されると程度の差はあるがさまざまな形で嚥下障害が起きる．代表的なものを表10にまとめた．

1) 脳血管障害
(1) 疾患の概要

脳血管障害には表11にあげたものがある．神経原性障害の原因で最も多いのは脳卒中である．脳卒中とは，意識障害や脳局所症状が急激に発症する脳血管障害である．嚥下障害を起こすような脳卒中の病態には次の3つがある．

第1は，広範な病変のため急性期に意識障害を伴うような病態，第2は延髄の上位運動ニューロンが障害されることによって起きる仮性球麻痺と呼ばれる症状を呈する病態，第3は直接嚥下中枢の存在する延髄が障害されることによって引き起こされる球麻痺と呼ばれる病態，である．したがって，嚥下障害を考えるとき，疾患の種類と合わせて，1．脳の病変部位と損傷の程度，2．発作は初回か，多発かを考慮することが必要である．嚥下障害にとっては，大脳病変より脳幹部位の病変の方が問題である．

(2) 脳幹部病変

脳神経核や神経伝導路が損傷すると著明な嚥下障害が生ずる．特に，多くの脳神経が関与す

表 10 神経原性嚥下障害の原因

- 脳卒中
- 外傷性脳損傷
- 脳腫瘍
- 脳性麻痺
- アルツハイマー病を含む痴呆
- パーキンソン病
- 進行性核上性麻痺
- ハンチントン病
- ウィルソン病
- 斜頸
- 運動ニューロン疾患
  （筋委縮性側索硬化症）
- 多発性硬化症
- 脊髄灰白質炎およびポストポリオ症候群
- 感染性疾患
- ギランバレー症候群とその他のニューロパチー
- 重症筋無力症
- ミオパチー
- 薬剤の副作用

表 11 脳血管障害の分類

1. 脳梗塞
   1) 脳血栓
   2) 脳塞栓
   3) 脳出血，くも膜下出血，脳ヘルニアに続発するもの
   4) 動脈炎
2. 脳出血
3. くも膜下出血
4. 硬膜下血腫
5. 脳静脈洞および脳静脈血栓
6. 血管奇形
7. 内科疾患に伴う脳血管障害
   1) 血液疾患
   2) 膠原病
8. その他
   1) Willis動脈輪閉塞症
   2) 高血圧性脳症

る嚥下反射弓に障害が及ぶと，舌骨筋群収縮や喉頭挙上が障害されるので誤嚥を起こすなど重度の嚥下障害をきたしやすい．嚥下機能に係る三叉神経，顔面神経，舌咽神経，舌下神経の脳神経核の損傷の程度を知ることも重要である．また，食物が口腔内に入る前段階の先行相の関与も考えると，嗅神経や視神経の働きも頭にとめておく必要がある．

(3) 片側性の大脳病変

脳幹部にある運動性脳神経核は，皮質核線維から情報を受け取る．皮質核線維には，対側核に情報を伝える交叉性線維と同側核に伝える非交叉性線維とがある．一方，咀嚼筋，舌筋，咽頭筋，喉頭筋など両側同時に働く筋は，一側の皮質核から両側同時に神経線維を受け取る．したがって，皮質核線維の単一病変では嚥下障害は出現しても軽度か一過性である．この場合の嚥下障害は，嚥下反射出現の遅延，咽頭の蠕動運動低下，舌運動量減少などである．

2) アルツハイマー病を含む痴呆

痴呆の原因として一番多いのはアルツハイマー病であるが，その他，脳血管障害，外傷性脳損傷，水頭症，脳腫瘍などがある．痴呆は通常は口腔や咽頭の運動機能障害を伴わない，認知機能障害である．しかし食事の用意，食物の盛りつけなどができないばかりでなく，食物の捕食，食塊の形成，奥舌への移送などの随意運動ができなくなるなど，摂食，嚥下に必要な動作が障害される．

3) 薬剤による影響

薬剤によってもたらされる嚥下障害も見逃せない（表12）．

鎮静薬は覚醒レベルを下げ，脳幹機能を直接刺激するので，神経学的疾患のある患者の嚥下機能を障害するが，神経学的に異常のない患者の嚥下機能にも影響を与える．抗精神病薬は遅発性ジスキネジア，舌や喉頭のジストニアなどの錐体外路症状をきたす．抗コリン作動薬は唾液分泌を低下させるので，嚥下しやすい食塊を作りにくい．ミオパチーは筋疾患の総称的な名称で，主に四肢の筋力低下を特徴とするが，顔面，口腔，咽頭，食道の筋肉も疾患によっては障害される．炎症性ミオパチーの治療に用いられる副腎皮質ステロイドは，副作用として筋力を低下させる．

アミノグリコシド系抗生物質は神経筋接合部の情報伝達を阻害する．ボツリヌス毒素は神経

表 12 嚥下に影響を与える薬剤

薬剤	影響を与える原因
ベンゾジアゼピン系薬剤	脳幹の嚥下の神経支配の鎮静と抑制
抗精神病薬	錐体外路系の副作用
副腎皮質ステロイド	筋力低下
抗コリン作動薬	唾液分泌障害
局所麻酔薬	喉頭咳嗽反射の低下
アミノグリコシド系抗生物質	神経筋接合部伝達障害

筋接合部を直接ブロックするので，頸部周囲の異常収縮している筋肉に注入すると咽頭筋の筋力は著明に低下する．

2. 構造的原因による嚥下障害

　口腔から食道に至る食塊の通過する経路に発生する悪性腫瘍は，さまざまな形で摂食・嚥下障害を引き起こす．まず，悪性腫瘍の存在そのものが食塊の通過障害を起こす．しかし決定的に摂食・嚥下障害を起こすのは，悪性腫瘍の治療である．悪性腫瘍の治療には，化学療法，放射線療法，手術療法があり，これらの2者，あるいは3者を併用して行われる．化学療法や放射線療法も摂食・嚥下障害を起こすことはいうまでもないが，構造的原因による嚥下障害に深くかかわっているのは手術療法である．頭頸部の悪性腫瘍の手術では，腫瘍摘出術，所属リンパ節郭清術，再建術のどれもが，摂食・嚥下に欠かすことのできない筋肉や神経を治療のために除去せざるをえないことが多く，さらに除去した周囲の組織も著しく障害する．手術によって生じる上顎，口蓋，舌，咽頭筋，喉頭の欠損がどのような状態なのかは，患者は術前には全く想像できないものである．さらに欠損によって舌，咽頭壁，舌骨，喉頭，輪状咽頭筋の協調運動が障害されるので，嚥下運動は困難をきわめる．特に舌根部を切除した場合は，舌の後方への推進力が低下し，咽頭内圧の上昇が十分にできないため協調運動はさらに著明に障害される．

3. 心因性嚥下障害

　摂食の異常や嚥下困難を訴える患者のうち，理学的な所見や種々の検査での多角的な所見に異常が見出せないときは心因性の疾患を疑う．咽喉頭異常感症は，咽頭または喉頭に圧迫感や異物感，狭窄感，搔痒感を訴える．うつ病やヒステリーでは，器質的な異常がなくても嚥下困難を訴えることがある．しかしこれらを心因性疾患と診断するには十分な検討が必要である．咽喉頭異常感症やヒステリーのかげに下咽頭癌，喉頭癌，上部食道癌が隠れていないとは限らないからである．また実際に嚥下障害のある患者の中には，不安や抑鬱などの異常心理状態にあるものも少なくない．

4. 加齢変化による嚥下障害

　生体は老化に伴い諸機能が徐々に衰えてくる．表13に老化によると思われる嚥下機能低下の原因をあげた．高齢者だからといって表にあげた事柄が必ずしも当てはまるとは限らず，個人差も大きい．加齢とともに嚥下障害の要因となる因子が増加するにもかかわらず顕在化しないこともある．高齢者の嚥下障害に関しては，どのような場合でも，十分に検査を行って検討すべきであって，原因を安易に高齢のせいにしてはならない．また症状がなくても次の事項の存在は念頭にいれておく必要がある．

表 13　老化に伴う嚥下機能の低下の原因

- 歯の喪失，義歯不適合による咀嚼力の低下
- 唾液の性状（粘性，組成など），量の変化
- 粘膜の知覚，味覚の低下
- 口腔，咽頭，食道などの嚥下筋力低下
- 喉頭の位置の下降
- 無症候性脳血管障害の存在
- 内舌筋の委縮による舌運動筋力の低下

1）無症候性血管障害の存在

画像診断では明らかに異常所見が認められながら臨床的には全く症状を呈さないもので，無症候性の脳梗塞と無症候性の脳出血がある．治療すべきか否かは意見の分かれるところである．

2）喉頭の位置の低下

喉頭の静止位置は年齢とともに下降する．70歳台になると声帯の高さの下降も著しくなる．20歳台と70歳台の声帯の高さの差は，男性で約10 mm，女性で約4 mmである．輪状軟骨は青年期では第6頸椎の高さにあるが，高齢になると第7頸椎と第1胸椎の間の位置まで下降してしまう．喉頭の位置が下降するのに喉頭の挙上運動が追いつかなくなると，挙上時の喉頭の位置も低下し，食道入口部の拡張が少なくなり声門閉鎖が弱くなる．

3）喉頭蓋谷や梨状窩への食塊の貯留

高齢になると喉頭付近の食塊の貯留が多くなる．通常の嚥下運動が行われているうちはよいが，協調運動がくずれると誤嚥の率が高くなる．

4）呼吸と嚥下のタイミングのずれ

高齢者は嚥下中に呼吸をすることがある．若年者では嚥下の直後は呼気相で，吸気相になることはほとんどないが，高齢者では嚥下直後に吸気相になることがある．

5）呼吸器の予備能の低下

嚥下障害で問題となる誤嚥との関係で，重要なのは咳反射の低下と免疫能の低下である．咳反射の低下があると気管内に流入したものが喀出できず，その上免疫機能が低下していると肺炎を起こしやすいと考えられる．

参考文献
1) 藤島一郎：脳卒中の摂食・嚥下障害，第2版，医歯薬出版，東京，2001.
2) 金子芳洋監修：摂食・嚥下リハビリテーション，医歯薬出版，東京，1998.
3) 藤島一郎監訳：嚥下障害―その病態とリハビリテーション，医歯薬出版，東京，2000.
4) 平沢　興，岡本道雄，他著：解剖学2，金原出版，東京，1968.
5) 小川鼎三，細川　宏，他著：解剖学3，金原出版，東京，1968.
6) 東儀英夫：内科学，1761〜1771，朝倉書店，東京，1992.

II 危機管理

● はじめに ●

　嚥下障害のある患者に嚥下のリハビリテーションを行うには，的確に患者を評価（診断）し，望ましいゴールを設定して，そのゴールに向けて治療や対応を行う．この一連の流れは通常の歯科治療行為と何ら変わらない．しかし，嚥下のリハビリテーションでは，不適切な治療行為がしばしば致命的な，あるいは重大な全身状態の変化をもたらすため，危機管理の知識と技術が特に重要となる（図1）[1]．

　本章では，嚥下障害のある患者の全身状態を，危機管理の面から考える．危機管理を行う上で重要なことは全身状態をいかに適切に評価するかであり，患者の病態生理学的背景の把握がポイントとなる．

● 嚥下障害のある人の全身状態 ●

1．呼吸

1）呼吸について知っておきたいこと

(1) 換気

　ヒトは1分間に250 mlの酸素を消費し，200 mlの炭酸ガスを産生する．このために必要な

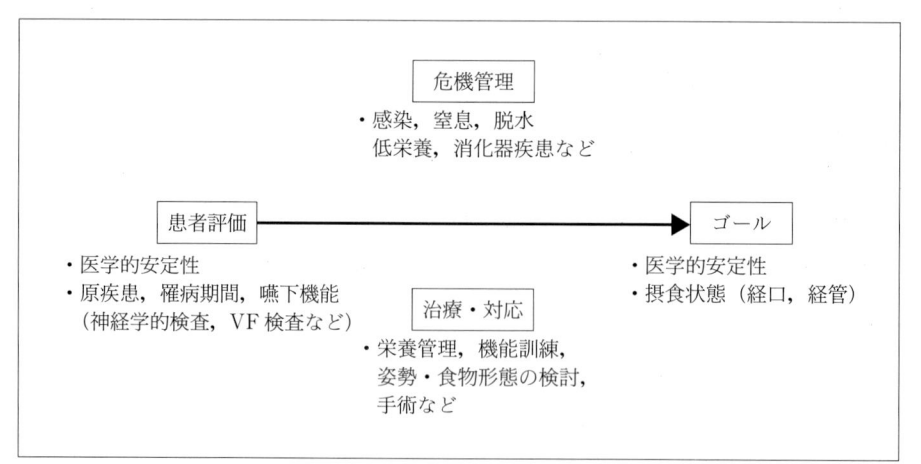

(水野雅康，他：JJNスペシャル No.52 摂食・嚥下リハビリテーションマニュアル，p.48，医学書院，1996より引用)

図1　摂食・嚥下障害患者の管理の流れ

II．危機管理

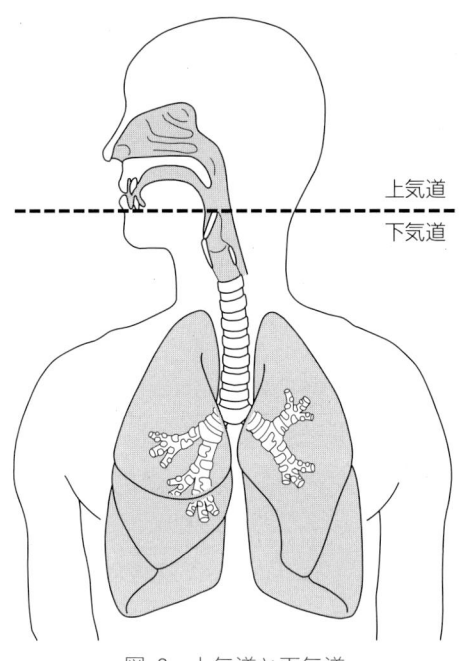

図 2　上気道と下気道

　酸素が肺胞から血液中へ，不要となった炭酸ガスが血液中から肺胞へと移動するガス交換のことを外呼吸といい，外呼吸を行うための横隔膜や胸郭の運動を換気という．一方，細胞における酸素と炭酸ガスの交換を内呼吸という．

　換気（呼吸）運動の際に，1回に呼出する量（吸入量ではない）を1回換気量といい，健康成人では350〜500 ml 程度である．1分間の呼吸数は12〜15回程度であるので，1分間の換気量（分時換気量）は4〜7 l 程度となる．

　1回換気量のうちの75％が横隔膜の収縮に，25％は外肋間筋の収縮による胸郭の拡張に起因している．通常ではその他の筋，すなわち胸鎖乳突筋，斜角筋群，三角筋，大・小菱形筋などの補助呼吸筋群の換気運動への関与はわずかである．

　いわゆる「肩で息をする」という状態は，補助呼吸筋群の力を総動員して換気量を増加させていることを意味しており，肺炎などによって低酸素血症が進行していることを示唆するものである．

(2)　気道

　鼻腔，口腔，咽頭からなる上気道と，喉頭，気管，気管支（葉気管支，区域気管支，終末細気管支，呼吸細気管支）からなる下気道とに分けられる（図2）．鼻腔から終末細気管支までの気道はガス交換に関与しないので，解剖学的死腔とよばれる．解剖学的死腔の容積は1回換気量の約30％ である．

　今，1回換気量が500 ml で呼吸数が12回/分のヒトが，1回換気量300 ml，呼吸数20回に

17

なったと仮定する．解剖学的死腔は150（＝500×0.3）mlである．いずれの場合にも分時換気量は6l/分であるが，肺胞換気量は，前者が（500－150）×12＝4,200 mlであるのに対して，後者では（300－150）×20＝3,000 mlとなり，大きく減少する．つまり，肺炎などでみられる浅く速い呼吸は，呼吸の効率から考えると好ましい状態ではないということである．

気道のおもな機能は加温と加湿である．気道における異物のクリアランス機構には，物理的機構としてくしゃみや咳，気管や気管支粘膜上皮の線毛運動などが，生化学的機構として生体防御物質（リゾチーム，フィブロネクチン，ラクトフェリン，分泌型IgAなど）が，細胞性機構としてマクロファージやNK細胞などが，それぞれ関与している[2]．

肺胞にはⅠ型肺胞上皮細胞とⅡ型肺胞上皮細胞が存在する．前者は肺胞腔と毛細血管との間での酸素と炭酸ガスのガス交換に関与し，後者はサーファクタント（肺表面活性物質）を産生する．サーファクタントの主成分はリン脂質であり，肺胞の表面張力を低下させて肺胞が虚脱するのを防止する．

胃液などの誤嚥による化学性肺炎ではARDS（成人呼吸窮迫症候群）を起こすことが知られているが，この際にはサーファクタントの欠乏から肺胞が虚脱して無気肺となり，著明な低酸素血症が起きる．

(3) 肺胞における酸素と炭酸ガスの拡散

肺胞では，酸素も炭酸ガスも，その分圧の勾配によって肺胞内から血中へ，あるいはその逆方向へ，受動的に拡散する．毛細血管で血液が肺胞気と接している時間はわずかに0.75秒である．炭酸ガスは酸素に比較して約20倍拡散しやすく，拡散障害を起こすことは少ない．

肺炎や肺水腫などでは拡散障害によって低酸素血症となる．

(4) 酸素の運搬

酸素は，ヘモグロビン結合酸素と血液溶存酸素として運ばれ，前者がほとんどを占めている．

貧血では酸素の運搬能が低下するばかりでなく，酸素と結合していないヘモグロビン（還元ヘモグロビン）の量も減少することによって，低酸素血症の際にチアノーゼが現れにくくなる．したがって，貧血患者では，誤嚥などの際に低酸素血症となってもチアノーゼがみられない可能性がある．慢性腎不全，消化管出血，子宮筋腫などの疾患がある患者では要注意である．

(5) 呼吸の調節

通常の状態では，呼吸は延髄の化学受容器を介して動脈血炭酸ガス分圧（$Paco_2$）を一定に維持するように調節されている．しかし，慢性呼吸不全などで長期間にわたって$Paco_2$が上昇し続けると，化学受容器の炭酸ガス感受性は低下してくる．このような状況下では，動脈血酸素分圧（Pao_2）の低下が呼吸を刺激するようになる．

長期間にわたって在宅酸素療法を受けているような慢性呼吸不全患者では，酸素流量を安易

Ⅱ．危機管理

表 1 低酸素症の分類

	Pao_2	Cao_2	Do_2	Vo_2	疾　患
低酸素性低酸素症	↓	↓	↓	→	
大気性低酸素症					低濃度酸素吸入
換気性低酸素症					薬物による呼吸抑制
閉塞性低酸素症					窒息
肺胞性低酸素症					肺炎，無気肺
貧血性低酸素症	→	↓	↓	→	貧血
うっ血性低酸素症	→	→	↓	→	心不全，ショック
組織中毒性低酸素症	→	→	→	↓	青酸中毒
需要性低酸素症	→	→	→	↑	甲状腺機能亢進症，発熱

Pao_2：動脈血酸素分圧　Cao_2：動脈血酸素含量
Do_2：組織酸素供給量　Vo_2：組織酸素消費量

に増加させると，低酸素による呼吸刺激がなくなり，患者の呼吸が停止することがある（酸素性無呼吸）ので，注意が必要である．

(6) 低酸素症

体内全体の酸素不足状態を低酸素症といい，このことによってPao_2が低下した状態を低酸素血症という．低酸素症は表1のように分類できる．それぞれのメカニズムは，次のように説明できる．低酸素性低酸素症では肺胞に十分な酸素が届かない．貧血性低酸素症は，肺胞から血中へと移行した酸素を運搬するヘモグロビンが不足している．うっ血性低酸素症は，血液に十分な酸素が含まれているのに，それを組織に運べない．組織中毒性低酸素症は，組織に十分な酸素が運ばれたのに，組織がそれを利用できない．需要性低酸素症は，組織に運ばれた量以上の酸素を組織が消費している．

低酸素性低酸素症以外では還元ヘモグロビンが増加しないので，全身性チアノーゼはみられない．ただし，うっ血性低酸素症や需要性低酸素症では，指先や口唇などの末梢性チアノーゼがみられることがある．

誤嚥性肺炎や無気肺，肺水腫，窒息などはすべて低酸素性低酸素症であり，低酸素症が進行すればチアノーゼがみられる．しかし，前述したように，もし患者に慢性の貧血があれば，低酸素症があってもチアノーゼがみられないことがある．これらの中で，窒息は急激かつ高度に換気を障害し，急性の低酸素血症と同時に高炭酸ガス血症となる．末梢気道を異物が閉塞して生じる無気肺や誤嚥性肺炎，肺水腫では，主として低酸素血症がみられ，高炭酸ガス血症がみられることは少ない．

(7) 加齢に伴う変化

加齢によってPao_2やSpo_2が低下すると同時に，喉頭（咳嗽）反射の低下，呼吸筋力低下・末梢気道閉塞・喀痰の粘稠化などによる気道分泌物の喀出効率の低下，気道の線毛運動低下，免疫反応低下などの変化が起きる[2]．これらはすべて誤嚥の危険性を高くする．

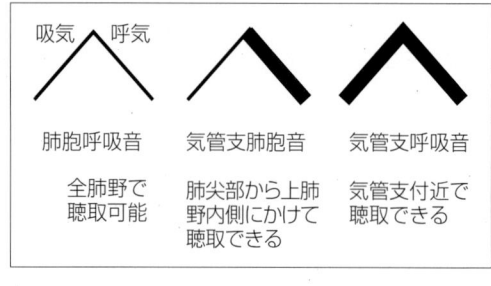

図 3　呼吸音

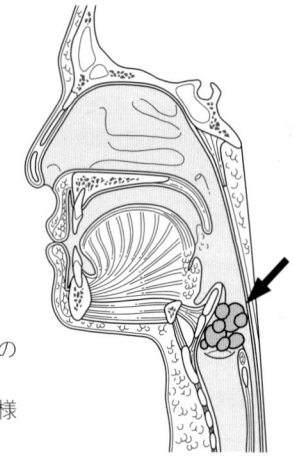

1. 食後の咳と痰
2. 食後の呼吸困難
3. 頸部聴診
   嚥下後，呼気時の
   1) 胸部ラ音
   2) 下咽頭泡沫様
      雑音

図 4　不顕性誤嚥の診断

2) 呼吸系のバイタルサインとモニタリング

(1) 呼吸音

呼吸音の聴診は，嚥下障害者の評価に重要である．一般的な胸部聴診の他に，頸部聴診による嚥下音および嚥下前後の呼吸音を聴取する．

胸部聴診で聴取できる正常呼吸音には，肺胞呼吸音，気管支肺胞音，気管支呼吸音がある（図 3）[3]．

異物の誤嚥時の胸部聴診では，気管支痙攣が起きれば乾性ラ音が，分泌物貯留が起きれば湿性ラ音が聴取できる．

頸部聴診時の反復する嚥下音は，舌による送り込みの障害や咽頭収縮の減弱，喉頭挙上障害，食道入口部の弛緩障害などを示唆する[4]．嚥下後の泡沫音や湿性音などからは誤嚥や咽頭残留が示唆される（図 4）[5]．

(2) 経皮的動脈血酸素飽和度（SpO_2）

パルスオキシメータ（図 5）は SpO_2 の値から PaO_2 の値を推測するための機器であり，両者の間には図 6 に示す関係がある[3,6]．PaO_2 が加齢に伴って低下するため，SpO_2 も同様に低下する．

PaO_2 で 60 mmHg 以下，SpO_2 で 90% 以下になると低酸素症が起こり，チアノーゼが発現するようになる．したがって，高齢者は体内酸素に関する予備力が少ないといえる．また前述したように，貧血状態では SpO_2 が低下してもチアノーゼが現れにくい．

II. 危機管理

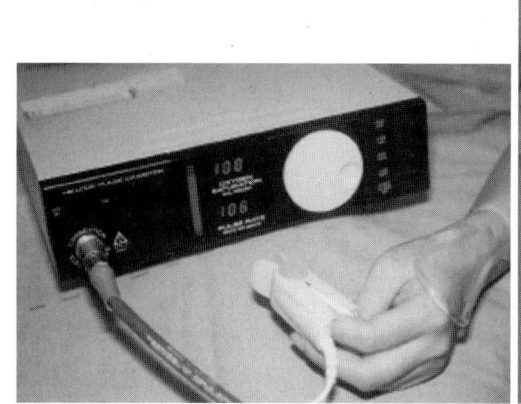
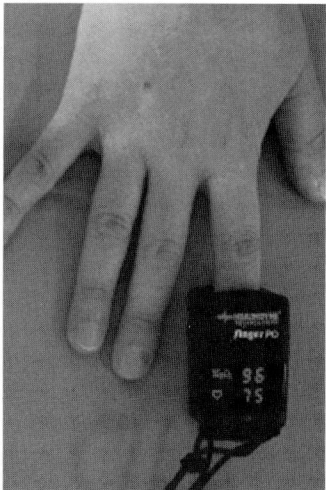

図5　パルスオキシメータ

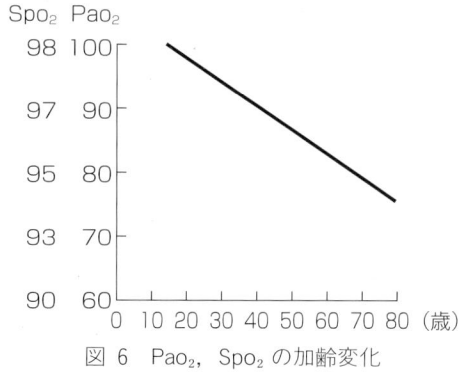

図6　Pao_2, Spo_2の加齢変化

　パルスオキシメータは指先の動脈拍動を感知してSpo_2を算出するので，高齢者や栄養不良者などで指血管が収縮し，指先がつめたく感じられる患者ではSpo_2が低値を示したり，測定不能になることもある．

　脳血管障害などで麻痺側の指にプローブを装着する場合には，クリップ型よりもテープ式の方が圧迫による壊死や水泡などを起こしにくいかもしれない．

　息こらえや咳，むせの際に，Spo_2がどのように低下するかは一概にはいえない．加齢や慢性閉塞性肺疾患は，気道分泌物増加，肺・胸郭コンプライアンス低下，気道抵抗増加，換気血流不均等分布，肺胞における酸素拡散障害などのさまざまなメカニズムによって安静時のSpo_2低下をもたらし，肺気腫などによる機能的残気量増加によってひとたびSpo_2が低下すると，その回復に時間がかかるようになる．したがって，嚥下障害者の中でも特に高齢者では，Spo_2は低下しやすく，回復しにくいことを十分に認識し，低下予防のために早めの対応

を心がける必要がある．

　いくつかの問題点はあるものの，Spo_2は嚥下のリハビリテーションにおけるモニタリング項目として，最も重要な位置を占めると思われる．

　(3) 肺機能検査

　%肺活量は肺や胸郭のコンプライアンスの指標となり，肺結核など拘束性肺疾患で低下する（基準値　80％以上）．1秒率は気道抵抗の指標となり，気管支喘息，慢性気管支炎，慢性肺気腫などの慢性閉塞性肺疾患で低下する（基準値　70％以上）．これらは嚥下障害者の一般的な検査項目ではない．

　Flow-volume曲線のピークフロー（基準値　400〜500 l/分以上）は呼吸筋力や上気道から比較的太い下気道までの閉塞状態の指標となる（図7)[7]．加えて，嚥下障害者では軟口蓋挙上障害による鼻咽腔閉鎖不全や口唇運動障害による口裂閉鎖不全によってその値が低下し，嚥下障害の程度を判定する指標のひとつとしても有用である．最近では，携帯型のピークフローメータが市販されている．

　(4) 血液ガス

　嚥下障害者の一般的な検査項目ではない．Pao_2が1カ月以上にわたって60 mmHg以下を持続する状態を慢性呼吸不全という．病状が進行すると在宅酸素療法の適応となる．

3) 危険なサイン[8〜10]

　(1) トラケアルタグ（図8）

　上気道閉塞の時，吸気時に甲状軟骨や気管が胸郭の方向に牽引される現象をいう．これと同

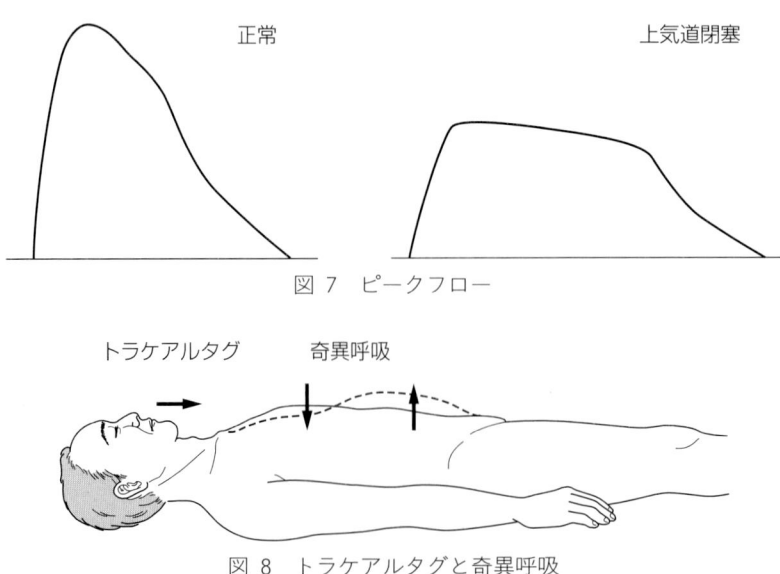

図7　ピークフロー

図8　トラケアルタグと奇異呼吸

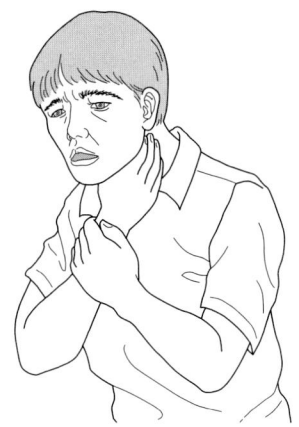

図 9　チョークサイン

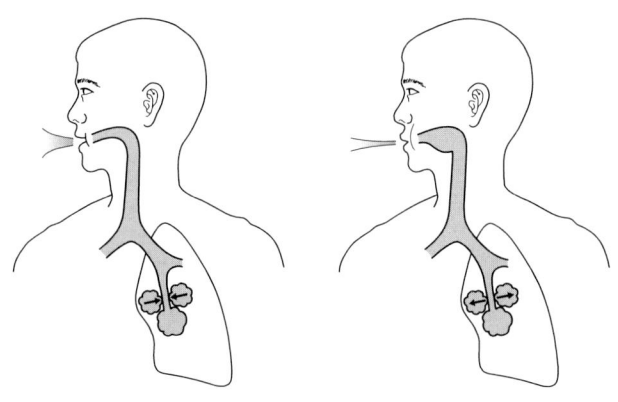

図 10　口すぼめ呼吸

時に，胸骨上窩の強い陥凹がみられる．吸気時に横隔膜の収縮によって胸腔内が陰圧となるが，上気道閉塞によって空気が肺内に流入しないために，甲状軟骨や気管が胸郭内に牽引されることによって発現する．上気道の不完全閉塞では吸気時雑音（意識消失の際にはいびき，喉頭痙攣の際には笛声音など）が聞かれるが，完全閉塞では雑音がまったく聞こえない．

(2) 奇異呼吸（図8）

上気道閉塞の時，吸気時に胸郭がへこんで腹部が膨らみ，呼気時にこの逆となる現象をいう．トラケアルタグと同じ原理で発現する．

(3) チョークサイン（図9）

急激な上気道の完全閉塞，すなわち窒息のサインである．速やかに異物を除去するか，不可能であれば輪状甲状靱帯穿刺（後述）によって気道を確保する．

(4) 口すぼめ呼吸（図10）

口すぼめ呼吸とは，呼気時に口をすぼめて息を吐く呼吸をいう．嚥下障害者のリハビリテーションでは，口唇や軟口蓋の機能訓練のために広く行われている方法であるが，ここでいうの

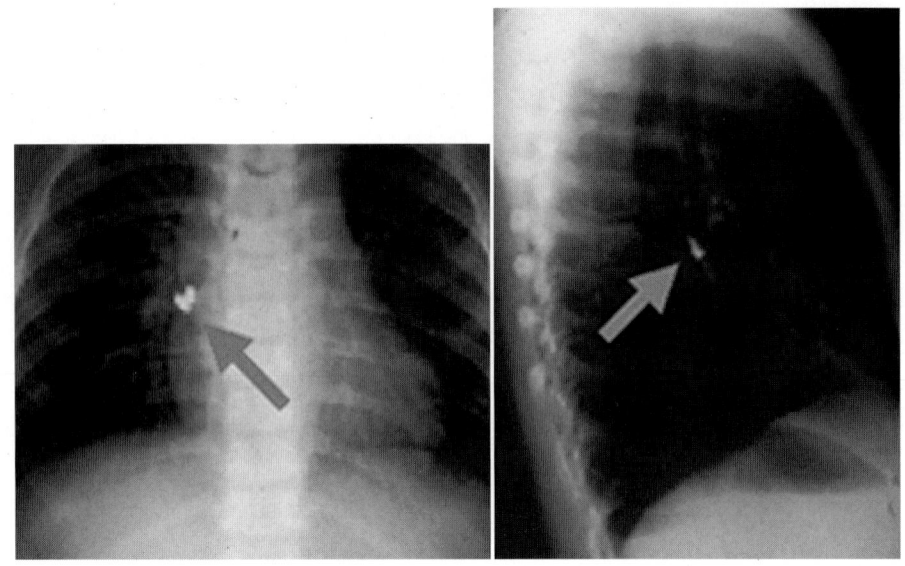

図 11　インレー誤嚥（6 歳男児）

はもうひとつの口すぼめ呼吸，すなわち患者が無意識に行う口すぼめ呼吸のことである．

　口をすぼめることによって呼気が吐き出しにくくなり，口の中の圧が高くなる．この圧は気道を介して末梢へと伝わり，呼気時に細い気管支や肺胞を拡張させる力となる．

　慢性閉塞性肺疾患，特に慢性肺気腫では，呼吸細気管支や肺胞道の構造が破壊され，呼気時の胸腔内のわずかな陽圧によって末梢気道が容易につぶれる．また慢性気管支炎では，分泌物によって末梢気道が閉塞する．これらの結果として，その末梢にある肺胞はガス交換に関与せず，血液の酸素化が障害されて低酸素血症となる．

　口すぼめ呼吸を行うと末梢気道を拡張させてガス交換に関与する肺胞の数を増やすことができるので，低酸素血症を改善できる．したがって，これらの患者では，疾患の進行とともに無意識に口すぼめ呼吸を行うようになる．

　口すぼめ呼吸を行っている患者は，嚥下のリハビリテーションの間にも適宜口すぼめ呼吸を行わないと低酸素症に陥る危険性がある．

(5)　気道異物による咳反射

　気道異物による咳反射は，異物が喉頭から気管の間に存在しているときに起きる．したがって，小さい異物が気管分岐部よりも奥まで吸い込まれてしまうと，もはや咳反射は起こらない．図 11 の症例では，咳や呼吸困難はまったくみられなかった．異物誤嚥が疑われる場合には胸部聴診や胸部 X 線写真による確認が望ましいが，誤嚥物が少量で，X 線透過性の場合には発見が難しいこともある．慎重な経過観察が必要である．

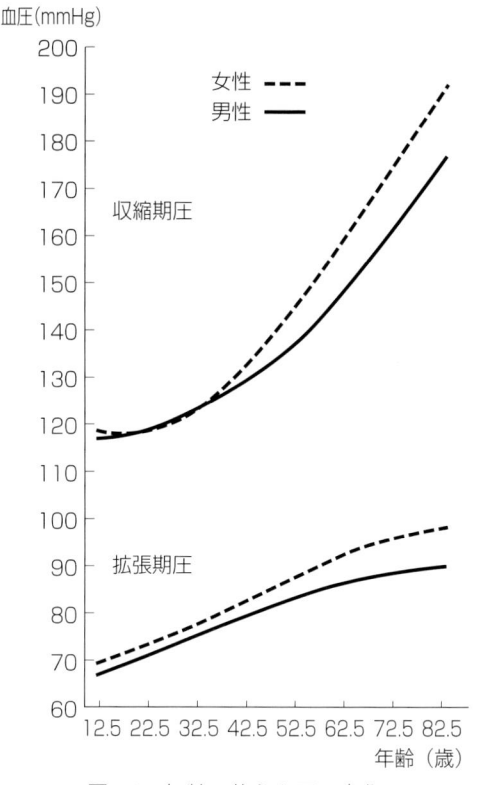

図 12 加齢に伴う血圧の変化

2. 循環
1) 循環について知っておきたいこと

加齢により，動脈硬化，刺激伝導系異常，弁膜の肥厚・石灰化，圧受容体反射減弱などの変化が起きる[8]．

血圧は，細動脈硬化によって収縮期・拡張期ともに上昇するが，大動脈硬化による Windkessel 作用の減弱によって拡張期圧の上昇が相殺される．このため，収縮期高血圧の状態となる（図 12）．

刺激伝導系の異常は，特に房室ブロックや脚ブロックなどの心電図異常となって現れる．

弁膜の肥厚・石灰化は僧房弁や大動脈弁で著明であり，これらの弁の狭窄症や閉鎖不全症を起こす．僧房弁膜症ではしばしば心房細動を合併し，左心耳内に血栓ができることがある．大動脈弁膜症では狭心症状がみられる．

これらの状態は，いずれも誤嚥時のむせや誤嚥性肺炎によって増悪する可能性がある．収縮期高血圧は急激な血圧上昇による頭蓋内出血の危険性を高くする．僧房弁膜症で左心耳内に形成された血栓は，むせの際に遊離して脳塞栓を起こす可能性がある．また，僧房弁膜症や大動

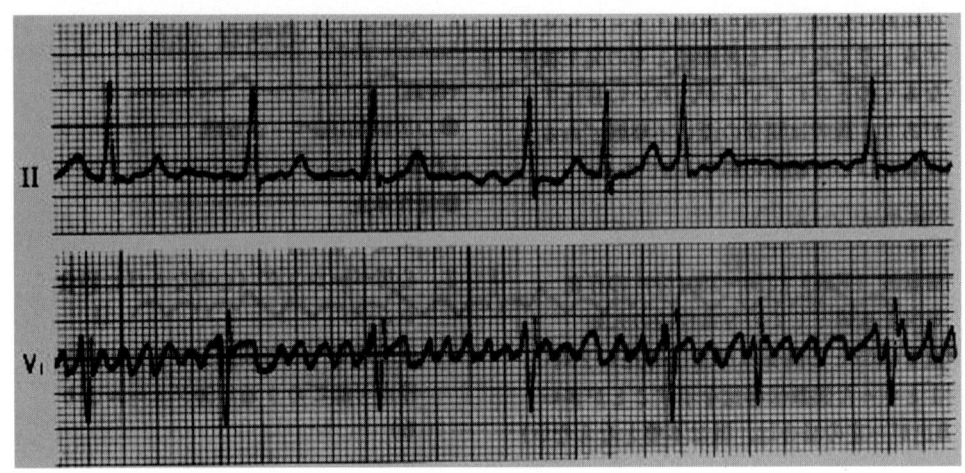

図 13 心房細動

脈弁膜症では，誤嚥性肺炎によって急性左心不全や心筋梗塞を発症する危険性がある．

圧受容体反射の減弱によって，血圧変動時における代償性の心拍数の変化が起こりにくくなる．したがって，血圧が変動すると回復しにくくなるということになる．

寝たきりの要介護高齢者に嚥下訓練を行う際に，急激に上半身を起こすと起立性低血圧を起こしやすく，しかも回復までに長時間を要するので，ゆっくりと起こすことが重要である．

2) 循環系のバイタルサインとモニタリング

(1) 脈拍数

脈拍数は1分間の動脈の拍動数であり，心拍数は1分間の心臓の収縮回数（通常は心電図のR波の数を計測する）である．通常は脈拍数と心拍数は一致するが，期外収縮や心房細動等の不整脈の際には脈拍数が心拍数よりも少なくなる．モニタリング装置の機種によっては，脈拍数はPR（Pulse Rate），心拍数はHR（Heart Rate）と区別して表示されるものもある．

脈拍数が100回/分以上の状態を頻脈といい，むせ以外に脱水や心不全などでもみられる．誤嚥性肺炎による低酸素血症に伴って頻脈となる可能性もある．

脈拍を触れたとき，強さとリズムが全く不規則な場合は心房細動が存在する（図13）．左心耳内血栓の存在と，抗血栓薬の常用の可能性を念頭においておく．血栓は，誤嚥時のむせなどによって遊離し，脳塞栓を起こす危険性がある．

(2) 血圧

血圧は上腕動脈で測定する．指先や手首で測定した血圧値は上腕動脈での血圧値の代用にはならない[11]．利き腕にマンシェットを装着すると，嚥下のリハビリテーションで食器などを持つために肘を曲げた際に測定値に誤差を生じやすいので，反対側の腕にマンシェットを装着す

II. 危機管理

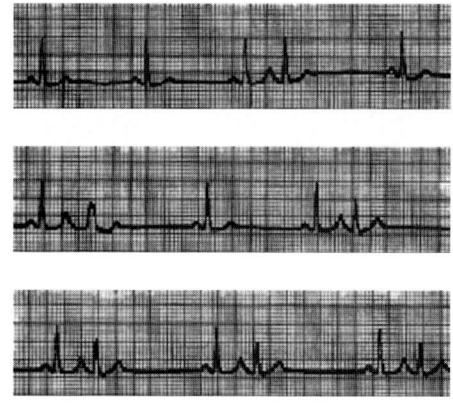

図 14 上室性期外収縮

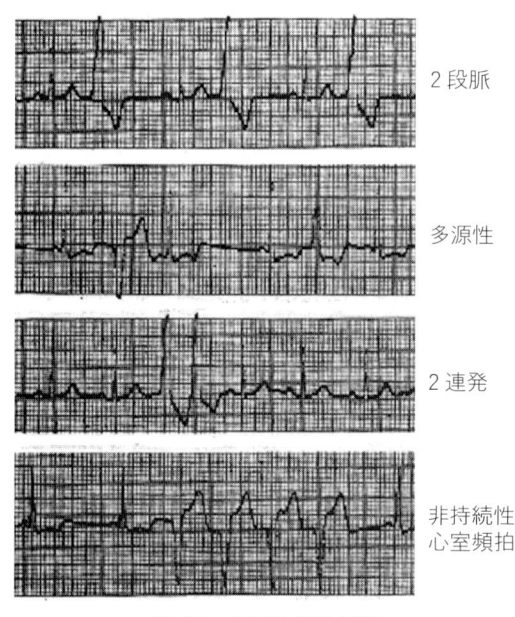

2段脈

多源性

2連発

非持続性
心室頻拍

図 15 心室性期外収縮

ることが望ましい．しかし，こちらが麻痺側であると，マンシェットによる加圧，除圧の反復によって麻痺肢内に血栓が形成され，それが遊離する危険性もあるため，注意が必要である．

(3) 心電図

心電図は，患者がもともと心電図異常を示す場合や，嚥下訓練時に心電図異常を起こす可能性が高い病態の場合にモニタする．むせなどをきっかけとしてみられる可能性がある心電図には，上室性期外収縮（図14），心室性期外収縮（図15），ST-T 変化（図16，17）などがある．

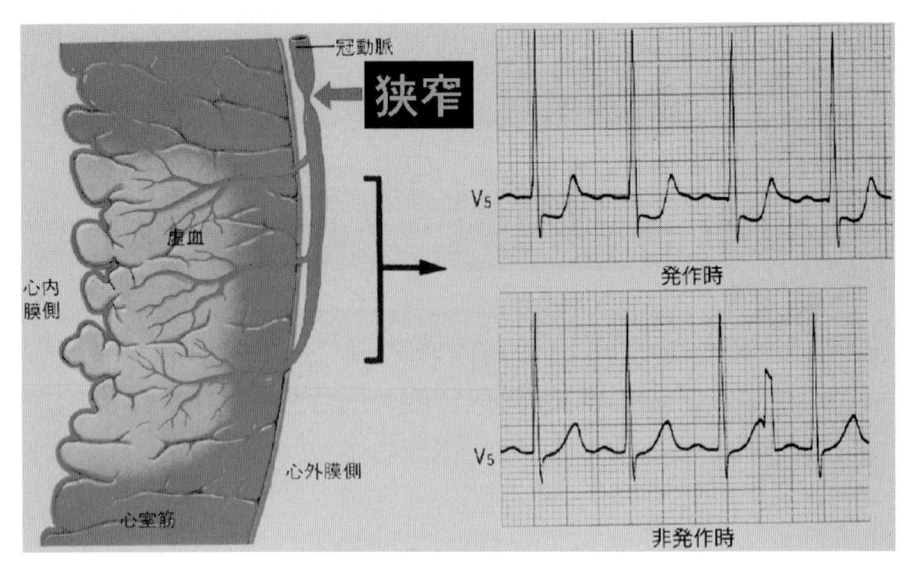

図 16　労作性狭心症

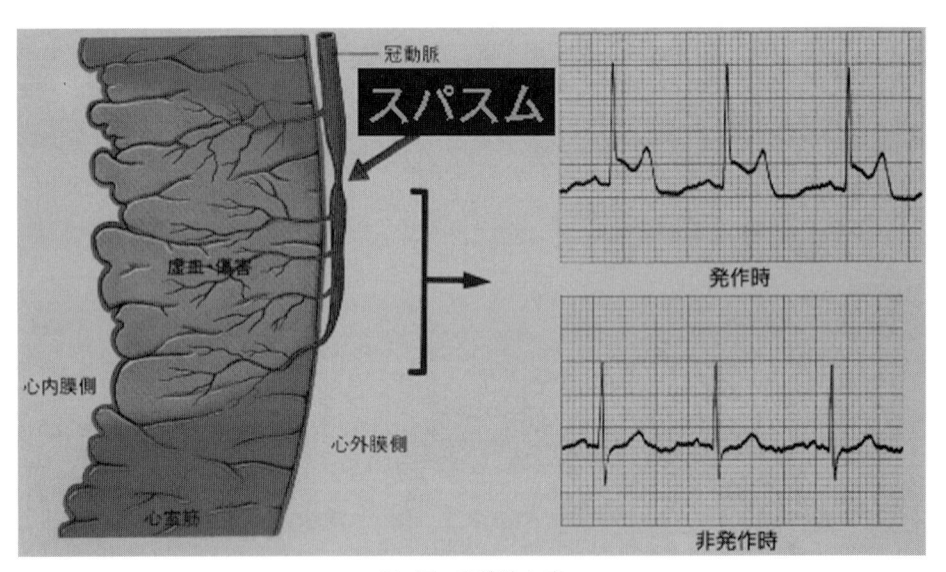

図 17　安静狭心症

　嚥下のリハビリテーションの際には，四肢を動かすために心電図にノイズが入りやすいので，電極は四肢を避け，胸部に貼付するのが望ましい．CS_5誘導が最も一般的である（図18)[6]．

II. 危機管理

図 18 CS₅ 誘導

図中の赤・黄・緑は心電計のコードの色を示す

図 19 右心不全の症状

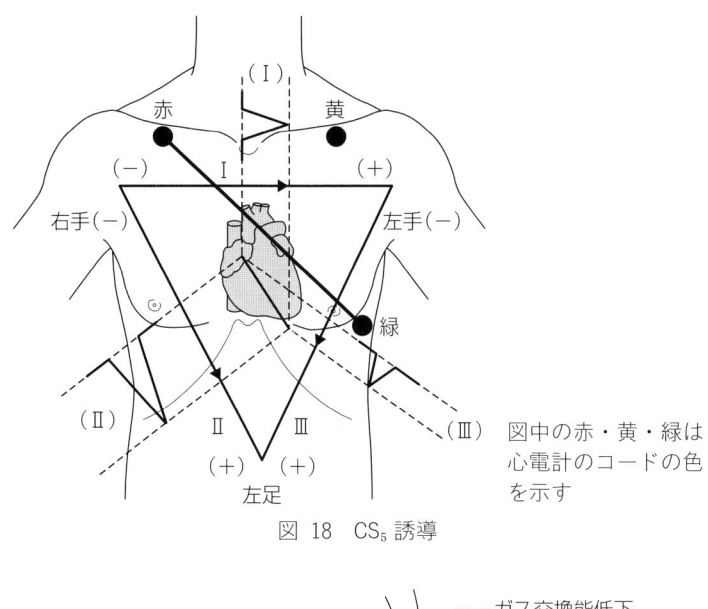

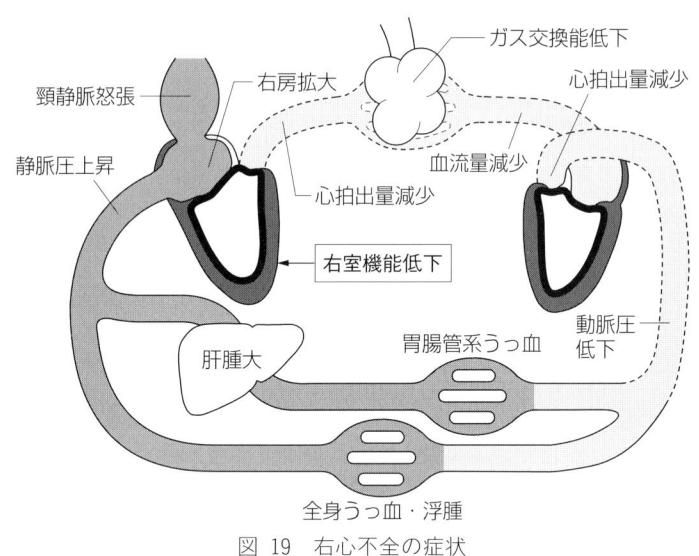

3) 危険なサイン

(1) 頸静脈怒張

　患者を45度の半座位としたとき，外頸静脈の拡張が鎖骨上縁を超えることはない．外頸静脈が頸部の高い位置まで怒張し，拍動を伴うような場合には，右心不全による右房圧上昇が疑われる（図19）．右心不全は，慢性呼吸不全による肺性心や僧帽弁膜症末期などにみられる．

　全身倦怠感や食欲不振などの症状がみられれば，嚥下のリハビリテーションよりも先に全身状態を改善する必要がある．

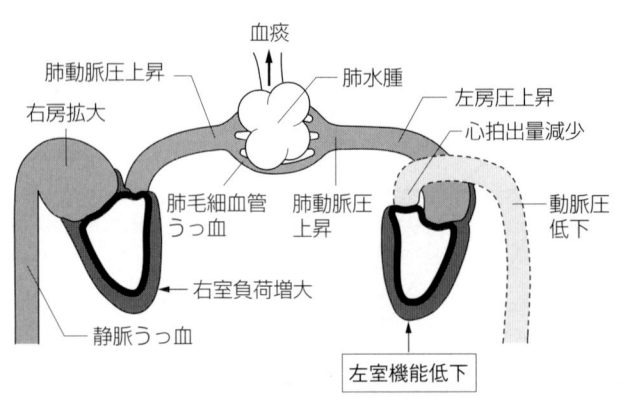

図 20　左心不全の症状

(2) 起坐呼吸・喀痰増加

　左心不全では労作時呼吸困難や起坐呼吸などがみられる（図20）．僧房弁膜症のある患者が夜間就眠時に呼吸困難や喀痰増加，喀血などの症状を呈するようになった場合には，左心不全を疑う．

　頸静脈怒張の場合と同様に，嚥下のリハビリテーションよりも先に全身状態を改善する必要がある．

3. 代謝・内分泌について知っておきたいこと
1) 酸塩基平衡

　酸とはH^+の供給体であり，塩基とはH^+の受容体である．ヒトは，体液のpHが6.8～7.8の範囲で生存可能であり，動脈血のpHは7.35～7.45，すなわち弱アルカリ性の極めて狭い範囲に維持されている．この状態を維持してpHを大きく変動させないために，(1) 重炭酸緩衝系，(2) リン酸緩衝系，(3) ヘモグロビン緩衝系，(4) タンパク緩衝系などのさまざまな緩衝系が存在する．細胞外液では重炭酸系が，細胞内液ではリン酸系が，おもな緩衝系である．

　体液のpHが正常よりも酸性側に移動した時を（たとえそれがアルカリ性であっても）アシドーシス，その逆をアルカローシスという．これらは，原因によって呼吸性および代謝性に分けられる．

　持続的な下痢や脱水，栄養不良などは代謝性アシドーシスを，持続的な嘔吐は代謝性アルカローシスを起こす．

2) 糖質代謝異常

　糖尿病患者の評価は，血糖値（基準値　空腹時126 mg/dl未満）のみでなく，$HbA1C$（基準値　4～6％）や糖化アルブミン（基準値　13～20％）を併せて行う．血糖値はその時点での

表 2　体調の確認

1. 意識レベル
2. 活気・笑顔・顔色
3. 食欲・食事摂取量・食事時間
4. 睡眠
5. 尿・便
6. 発熱
7. 咳・痰
8. 胸部聴診（湿性ラ音）

評価であるが，HbA1Cは過去1～2カ月，糖化アルブミンは過去2～3週の血糖値の安定性を知らせる．

　糖尿病に罹患していた患者が嚥下のリハビリテーションが必要になった場合，食事の摂取状況によっては低血糖や糖尿病性ケトアシドーシスなどの合併症を起こすことがある．いずれも速やかな対処が必要である．

3）クレアチニンと血液尿素窒素

　クレアチニン（Cre，基準値　男 0.8～1.3 mg/dl　女 0.5～0.9 mg/dl）と血液尿素窒素（BUN，基準値　8～20 mg/dl）はいずれも腎機能の指標となる．通常ではクレアチニンと血液尿素窒素の比はおよそ1：10である．両者の値がこの比のまま上昇したときは腎機能障害が示唆される．一方，長期間にわたって高タンパク食を摂取すると，腎機能障害がなくても血液尿素窒素の値が上昇してくる．この場合にはクレアチニンの上昇はみられない．同様の現象は，消化管出血，脱水，飢餓の際にもみられる．

4．モニタリング機器がなくてもわかること

　モニタリング機器がなくても知ることができる情報の中で，重要度のかなり高いものが当日の体調の再評価である（表2）[8]．キーワードとしてよく使用されるのが，疲労感，食欲，睡眠，風邪の有無などである．高齢者ではひとりで多数の疾患を有している場合が多く，しかも症状が非定型的であるため，本人や介護者の「いつもとちょっと違う，何となくだるい，あるいは元気がない」といった表現が重要な情報を含んでいる場合がある．

栄養管理

1. 栄養管理の基本

嚥下障害者のエネルギー所要量は一般人と変わることはなく，1日の基礎代謝量と生活活動強度指数から算出する．この際，適切な目標体重の設定が重要で，過栄養による肥満に注意が必要である．臨床的に簡便には，エネルギー投与量は目標体重と身体活動量とを乗じて算出すればよい（表3)[12]．

栄養管理では水分の投与も重要である．30 ml/kg/日を目安とする．

2. 補助栄養法

補助栄養法にはいくつかの種類があるが，基本は経腸栄養である．経静脈栄養は脳血管障害などの発作直後の短期間に限って行われる．

経口摂取が不可能か困難な時，経管栄養が行われる（表4)[13,14]．経管栄養は，経静脈栄養に比較して，より生理的で残存機能が利用でき，安全域が広い．しかし，持続経管栄養法では口腔・咽頭部の不潔化，嚥下運動の障害，胃食道逆流現象，nasogastric tube syndrome などが生じる危険性がある[15,16]．経管栄養で管理が困難なときは胃瘻栄養が行われる．

表 3 エネルギー投与量の算出法

エネルギー投与量＝目標体重（kg）×身体活動量（kcal/kg/日）	
身体活動量の目安	
寝たきり状態（おもにベッド上の生活）	20〜25 kcal/kg/日
軽労作（デスクワーク）	25〜30 kcal/kg/日
普通の労作（立ち仕事）	30〜35 kcal/kg/日
重い労作（力仕事）	35〜 kcal/kg/日

（尾崎隆之：医師・歯科医師のための摂食・嚥下障害ハンドブック第2版（本多知行，他編），p.185，医歯薬出版，2002）

表 4 経管栄養法の種類

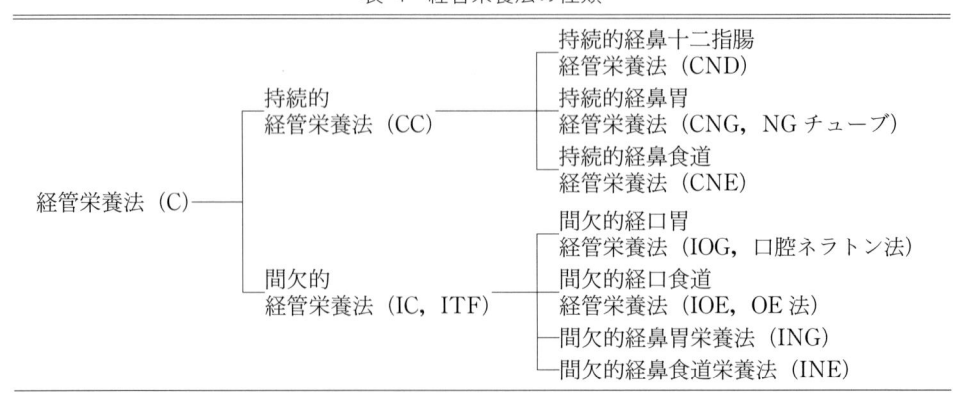

経管栄養法（C）
- 持続的経管栄養法（CC）
  - 持続的経鼻十二指腸経管栄養法（CND）
  - 持続的経鼻胃経管栄養法（CNG，NGチューブ）
  - 持続的経鼻食道経管栄養法（CNE）
- 間欠的経管栄養法（IC, ITF）
  - 間欠的経口胃経管栄養法（IOG，口腔ネラトン法）
  - 間欠的経口食道経管栄養法（IOE，OE法）
  - 間欠的経鼻胃栄養法（ING）
  - 間欠的経鼻食道栄養法（INE）

表 5 脱水症

	水欠乏性	ナトリウム欠乏性
共通症状：皮膚乾燥，皮膚弾力性低下，舌容積減少，皮膚静脈虚脱，血圧低下，頻脈		
口渇	(＋)	(−)
乏尿	(＋)	(−)
嘔吐	(−)	(＋)
痙攣	(−)	(＋)
脱水症の評価：ヘマトクリット，血清カリウム		

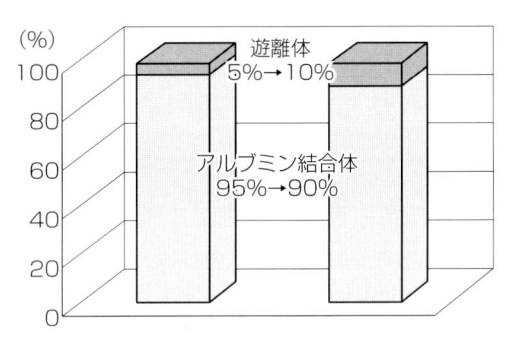

図 21 アルブミン減少による遊離薬物濃度の上昇

3. 栄養管理の合併症

1) 脱水症

脱水症は，(a) 水不足が主の場合と，(b) ナトリウム不足が主でそれに伴って水不足がある場合，とに分けられる．古典的には，前者を水欠乏性脱水，後者をナトリウム欠乏性脱水という．

臨床症状として，皮膚・粘膜の乾燥（細胞間質液量減少），頻脈（細胞外液量減少）の他，前者では口渇および濃縮尿（細胞外液浸透圧の上昇），後者では頭痛，嘔吐，痙攣（細胞内水中毒）などがみられる（表5）．

一般に，嚥下障害によって食事の摂取量が減少し，脱水になるときには水欠乏性脱水となる．この際に水分のみを補給し，同時に失われているナトリウムなどの電解質を補わないと，ナトリウム欠乏性脱水に進行してゆく．

脱水症では水溶性薬物の血中濃度が上昇し，副作用が現れやすくなる．

2) 低タンパク血症

アルブミンの重要な機能は，膠質浸透圧の維持と，薬物との結合である．血清アルブミンは $3.5\,g/dl$ 以上が望ましい．加齢によって血清アルブミンは低下する．$3.0\,g/dl$ 以下では組織の浮腫，肺水腫，腹水や胸水の貯留などが起こりやすくなる．

血清アルブミンの低下は遊離薬物濃度の上昇をもたらし，薬物の作用が増強される（図21）．この効果は，タンパク結合率の大きい薬物ほど著明である．歯科で使用されるおもな薬

表 6 おもな薬物のタンパク結合率

	タンパク結合率			タンパク結合率
1． 抗菌薬			3． 非ステロイド系抗炎症薬	
1) アモキシシリン	18		1) ジクロフェナク	99.7
2) セファゾリン	89±2		2) フルルビプロフェン	＞99.5
3) セフォタキシム	36±3		3) イブプロフェン	＞99
4) セフォテタン	85±4		4) ロキソプロフェン	97
5) セファレキシン	14±3		5) インドメタシン	90
6) オフロキサシン	25±6		6) ケトプロフェン	69〜84.3
7) テトラサイクリン	65±3		7) アスピリン	49
			8) メフェナム酸	48
2． 局所麻酔薬			9) チアラミド	44
1) リドカイン	64.3		10) アセトアミノフェン	＜20
2) プロピトカイン	55			
3) メピバカイン	77.5		4． 抗うつ薬	
			1) アミトリプチリン	94.8±0.8
3． 鎮静薬				
1) アルプラゾラム	71±3		5． 抗けいれん薬	
2) クロナゼパム	86±0.5		1) カルバマゼピン	74±3
3) ジアゼパム	98.7±0.2			
4) ミダゾラム	98			
5) トリアゾラム	90.1±1.5			

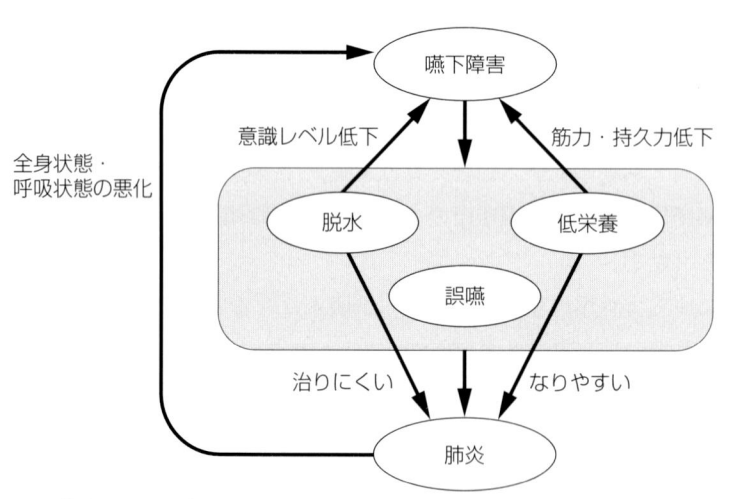

(藤谷順子：摂食・嚥下リハビリテーションマニュアル，p.31，医学書院，1996より引用)

図 22 嚥下障害における悪循環

物のタンパク結合率を表6に示す．嚥下障害者は，食物摂取量が減少して低タンパク血症となり，その結果，常用薬の作用が増強されて嚥下障害が増悪するという悪循環に陥る可能性がある．

II. 危機管理

3) その他の合併症

栄養管理のその他の合併症として，糖代謝異常，ビタミン・必須脂肪酸・必須アミノ酸・微量元素などの欠乏症，電解質異常，高窒素血症などが現れることがある[14]．

4) 脱水症，低タンパク血症と誤嚥性肺炎

嚥下障害者は誤嚥を起こしやすく，その結果発生した誤嚥性肺炎によって全身状態が悪化し，嚥下障害が増悪するという悪循環となりやすい（図22）[17]．この中で，特に脱水や低タンパク血症は，前述の薬物の作用増強の他に意識レベル低下，呼吸筋力低下，感染に対する抵抗力現象，創傷治癒遷延など，さまざまな悪影響をもたらして悪循環を促進する．したがって，嚥下障害のリハビリテーションを進めるためには，長期的な危機管理としては脱水と低タンパク血症をいかに予防するかが最も重要なポイントとなる．

誤嚥と気道管理

1. 誤嚥のメカニズムと症状

1) メカニズム

誤嚥を起こすメカニズムには，(a) 口腔期における嚥下運動不全，(b) 咽頭期における嚥下反射発現の遅延，(c) 咽頭期における嚥下反射の閾値上昇，(d) 嚥下運動の完遂不能，(e) 嚥下中の吸気運動，などがあげられる[2]．

いずれも中枢神経疾患が原因の多くを占め，特に球麻痺や仮性球麻痺でその障害程度が著しい．嚥下物だけでなく，胃食道逆流現象による胃内容の逆流物も誤嚥原として重要である．

2) 胃食道逆流現象

胃食道逆流は，持続的経鼻胃経管栄養を行っている患者や胃切除術後の患者に起こりやすい[16]．また，いくつかの常用薬は下部食道括約筋を弛緩させ，胃食道逆流を誘発する．これらの薬剤として，分泌抑制および消化管平滑筋弛緩作用を持つ副交感神経遮断薬（アトロピン，スコポラミンなど），気管支喘息治療薬のテオフィリンやβ受容体刺激薬（サルブタモール，ツロブテロールなど），降圧薬および狭心症治療薬として使用されるカルシウム拮抗薬（ニフェジピン，ニカルジピン，ベラパミル，ジルチアゼムなど），非ステロイド系抗炎症薬（ジクロフェナク，ロキソプロフェン，メフェナム酸など）が代表的である[2]．

3) 誤嚥を疑う所見（表7）

臨床的に誤嚥を疑う所見として，食事中や食後にむせなどの明らかな誤嚥症状を呈した場合のみでなく，発熱の反復，脱水や栄養不良，食事に時間がかかったり食事を嫌がる，口腔内の食物残留などの症状がみられた場合には，誤嚥の可能性を考慮すべきである．

表 7 誤嚥を疑う臨床的所見
1. 誤嚥があった
2. 肺炎（発熱）を反復する
3. 脱水，低栄養状態
4. 拒食
5. 食事時間が1時間以上
6. 口腔内に食物が残っている
7. 食事中，食後にむせや咳が多い
8. 食後に湿性嗄声がある
9. 夜間に咳き込む
10. 唾液嚥下テストができない

2. 誤嚥性肺炎

1) 原因と症状

誤嚥性肺炎の原因は，(a) 口腔内常在菌などの誤嚥による細菌性，(b) 胃液の誤嚥による化学性，(c) 高浸透圧溶液などの誤嚥による物理性，に分けられる．

これらの誤嚥性肺炎は，誤嚥が起これば必然的に発症するというものではなく，患者の免疫力の低下や誤嚥物の喀出力の低下が肺炎発症の危険性を高くしている[2,18]．

細菌性誤嚥性肺炎の起炎菌として代表的なものには，*Porphyromonas gingivalis*, *Prevotella intermedia*, *Fusobacterium nucleatum* などの歯周病原菌や *Peptostreptococcus* 菌種，緑膿菌などの口腔内常在菌があげられる[19~21]．このことから，誤嚥性肺炎の予防に口腔ケアが重要であることが示唆される．口腔ケアは口腔内および義歯のプラークコントロールが中心となり，ブラッシングなどによる機械的清掃の他，洗口剤によるうがいも有効な手段である．

胃液による誤嚥性肺炎は Mendelson 症候群と呼ばれ，pH 2.5 以下で 25 ml 以上の誤嚥で発症の危険性が高いとされている．酸による肺胞上皮の障害のため，肺水腫，無気肺，気管支痙攣などを起こし，臨床的には呼吸困難，喘鳴など ARDS の症状を呈する．

誤嚥性肺炎では，胸部X線写真上，S^2（後上葉区），S^6（上下葉区），S^{10}（後肺底区）などの背側の区域に浸潤影がみられることが多く[19]，同部位に一致して聴診で乾性ラ音や湿性ラ音などが聴取できる（図 23）．

誤嚥性肺炎の治療のためには強力な抗菌薬療法を行うが，化学性肺炎では，さらに抗浮腫作用を持つ副腎皮質ステロイドが併用されることもある．人工呼吸管理が必要になることもあり，呼吸器内科専門医への対診が必要である．

2) 発熱と誤嚥

肺炎では，多くの場合発熱がみられるが，発熱があれば肺炎を疑うかというと，必ずしもそうではない．発熱は気道感染ばかりでなく，尿路感染でもしばしばみられる．またその他の感

図 23 肺区域

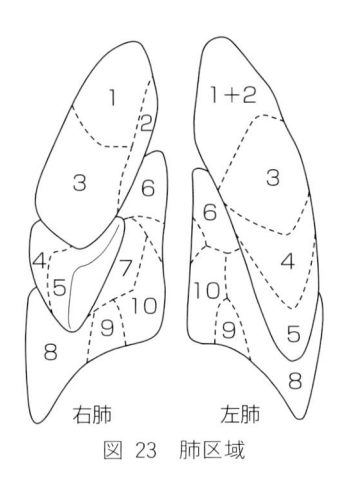

表 8 高齢者の一般的特徴

1. 一人で多くの病気を有している
   特に呼吸器・循環器・代謝器系
2. 症状が非定型的である
   無熱性肺炎，無痛性心筋梗塞
3. 検査成績の個人差が大きい
   暦齢より生理的年齢
4. 水・電解質異常を起こしやすい
   脱水，低カリウム血症
5. 薬剤に対する反応が若年者と異なる
   低アルブミン血症，クリアランス低下

染，心筋梗塞などでも発熱がみられることもある．発熱の原因を短絡的に誤嚥性肺炎と考えてはならない．

3) 高齢者の肺炎の特徴

前述したように，多くの場合，肺炎では発熱がみられる．しかし，高齢者の肺炎では，約1/3の症例で発熱がみられない．これは，高齢者の特徴としてあげられる，症状が非特異的であるということの一例である（表8）．

高齢者の肺炎では，咳，痰，呼吸困難などの定型的な症状を認めないことも多く，むしろ，4つの i 症状（inappetence：食欲不振，immobility：無動，intellectual deterioration：意識障害，incontinence：失禁）が診断基準となる[22]．

4) 不顕性誤嚥

明らかなむせなどの症状がなく，誤嚥が起きる状態を不顕性誤嚥という．顕性誤嚥に比較して発見が遅れやすく，肺炎発症の危険性が高い．夜間就眠時の不顕性誤嚥は誤嚥性肺炎の重要な原因のひとつである．

食後に不顕性誤嚥が発生した場合には，食後しばらくしてから咳や痰が増加し，呼吸困難などの症状を呈してくる．このような場合には，嚥下時に頸部聴診を行い，下咽頭部の泡沫音を確認できれば不顕性誤嚥を診断できる（図4）[5]．

3. 気道管理

1) 肺理学療法

肺の理学療法について表9に示した．このうち，呼吸訓練の各論については，嚥下障害者の実際の管理の章にゆずる．

表 9 肺理学療法

1. 呼吸訓練
    1) 基礎的訓練
        a．口すぼめ呼吸（ブローイング）
        b．腹式呼吸
        c．声門閉鎖訓練
    2) 誤嚥対策としての呼吸訓練
        a．息こらえ嚥下
        b．咳嗽訓練
2. 体位ドレナージ
    1) ドレナージ体位
    2) 分泌物の排泄促進法
        percussion, vibration, squeezing
    3) 咳嗽, huffing, 気管吸引

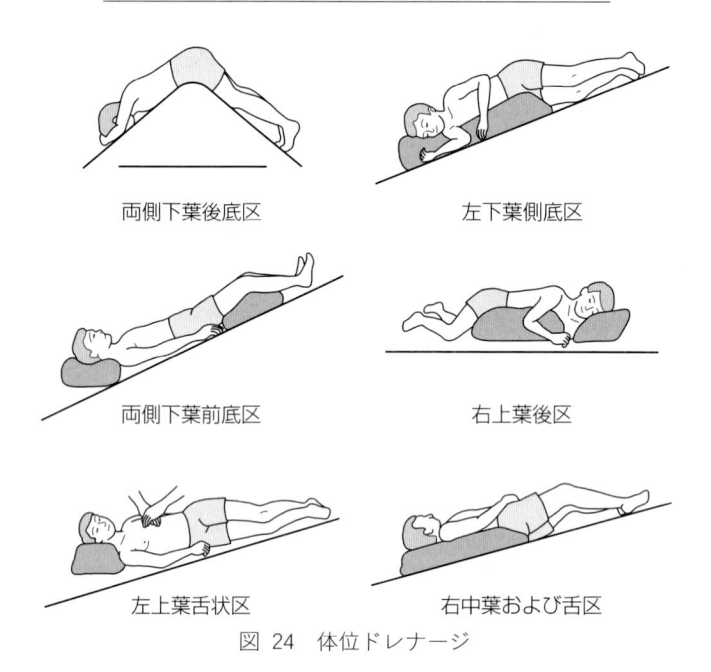

両側下葉後底区　　　左下葉側底区

両側下葉前底区　　　右上葉後区

左上葉舌状区　　　右中葉および舌区

図 24　体位ドレナージ

　体位ドレナージとは，気道分泌物の排出を容易にするために一定の体位をとることである（図24）[23]．原則は，分泌物が貯留している部位を最も高い位置にして，分泌物が末梢気道から気管へと移動しやすくすることである．この際には，percussion（叩打―タッピング），vibration（振動），squeezing（圧迫）などの方法を併用すると，分泌物の排出が容易になる．また，積極的に咳を行ったり，huffing（ゆっくりと吸気を行い，口と声門を開いて声を出さないようにしながら「ハーッ」と強く最後まで呼出させる）を行うことで，分泌物を積極的に排出できる．

　分泌物を排出した後は，ゆっくりと深呼吸を行って低酸素症に陥らないようにしなければな

II. 危機管理

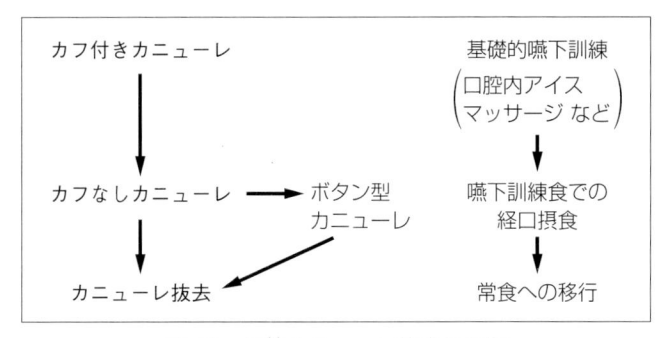

図 25 気管カニューレ抜去の手順

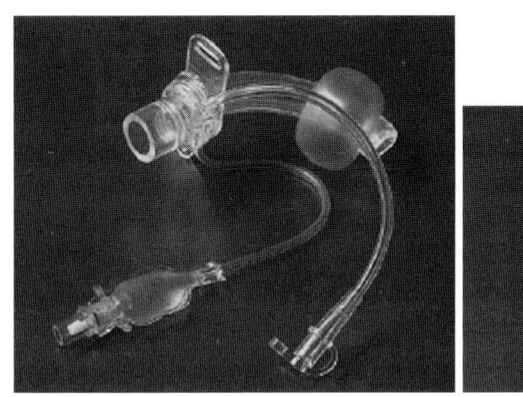

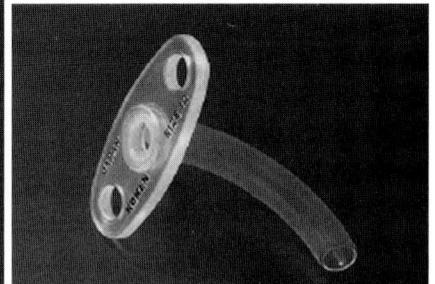

図 26 気管カニューレ

らない．

2) 気管切開の利点・欠点[24,25]

　気管切開は，特に脳血管障害などの急性期において確実な気道確保と気管吸引の容易さからしばしば行われる．しかし，気管切開によって気道の加湿能力や異物排除機能は低下し，気道分泌が亢進する．また，カフより上部の気道のクリアランスが低下し，嚥下時に喉頭の挙上が困難となるなど，嚥下のリハビリテーションのためには不利な点が多い．しかも，気管カニューレのカフは誤嚥を完全に防止できるものではない．

　これらのことから，発作後，できる限り早期に気管カニューレをより侵襲の小さいものへと移行してゆき，最終的に抜管することが望ましいが，実際には患者の全身状態との兼ね合いである（図 25）．

　カフ付き気管カニューレ（図 26）では，吸引チューブ付きや二重管式のものが発声可能であり，声門機能の廃用性変化の予防のために好ましい．気道粘膜損傷の予防のためにカフ圧は 25 mmHg 以下に保つ．

　カフなし気管カニューレやカフスボタン状気管カニューレ（図 27）は嚥下時の喉頭挙上が

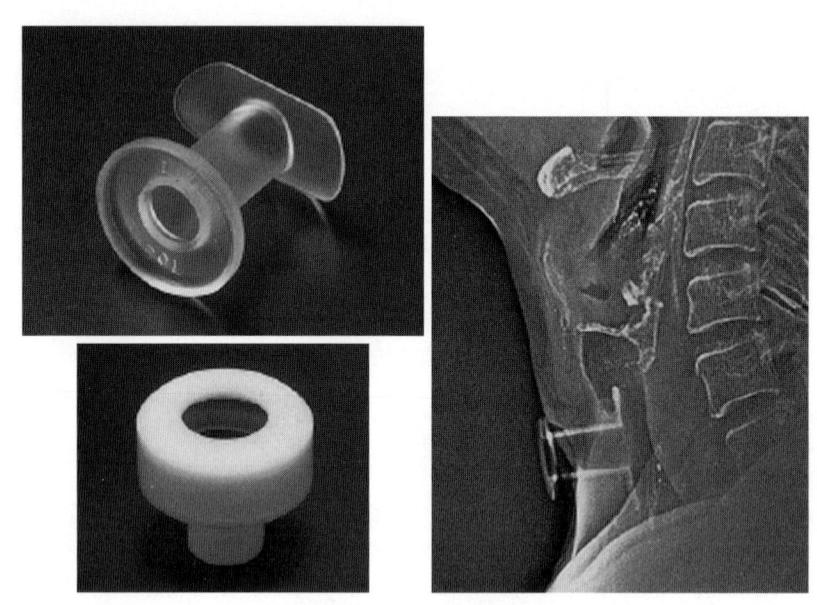

図 27 カフスボタン状気管カニューレ

比較的容易に行えるので，リハビリテーションに適している．

3) 気管吸引

気管吸引は清潔な操作で行う．強すぎる吸引圧や長時間の吸引は気道粘膜損傷や無気肺の危険性があるため，避けるべきである．吸引後は，理学療法の施行時と同様に，ゆっくりと深呼吸を行って低酸素症に陥らないようにしなければならない．

心肺蘇生

1. 基本となる考え方

2000年のアメリカ心臓病学会（AHA）による心肺蘇生ガイドライン[26]の見直しにより，phone first（救急医療システムへの通報を先行）と phone fast（1分間の心肺蘇生を優先）という概念が加えられた．そして，原則として8歳以上では通報先行，8歳未満では蘇生優先となった．ただし，救助者が1人の場合には，いずれの場合も蘇生優先である．

この意味するところは，成人の救急症例の多くが心室細動状態であり，速やかな除細動が必要となるのに対し，小児の救急症例の多くは気道閉塞であり，初期の適切な蘇生処置が重要であるからである．

このような観点から考えると，嚥下障害者の救急事態の多くは気道閉塞による窒息であり，小児のガイドラインに従って蘇生優先とすべきであろう．もちろん，周囲に他の人がいれば，速やかに救急医療システムへの通報を依頼すべきであることはいうまでもない．

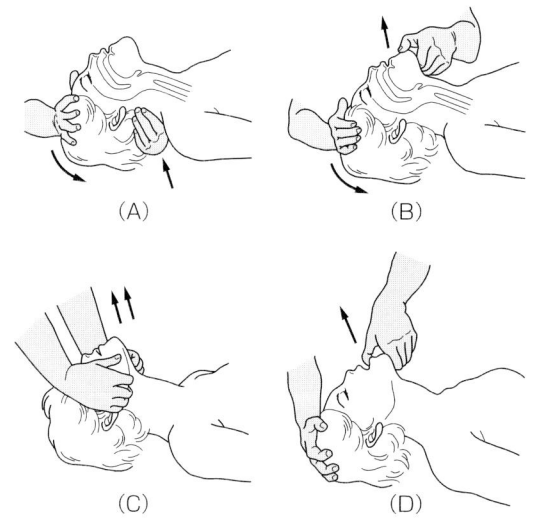

図 28　気道確保法

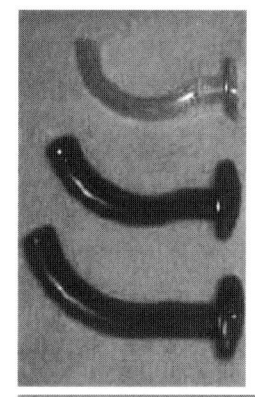

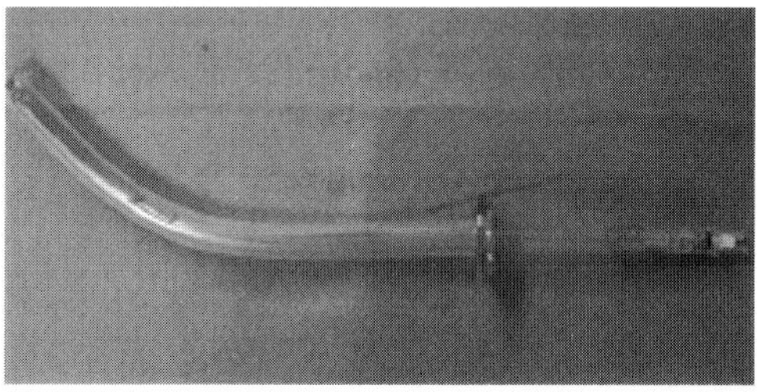

エアウェーの挿入法

経口エアウェー
経鼻エアウェー

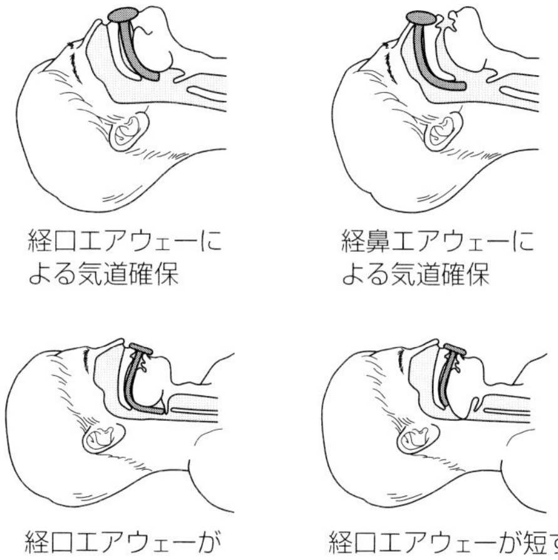

経口エアウェーによる気道確保
経鼻エアウェーによる気道確保
経口エアウェーが長すぎて気道を閉塞している
経口エアウェーが短すぎて舌根沈下が改善されていない

図 29　エアウェー

2．気道確保

　気道確保は頭部後屈—顎先挙上法で行うことを基本とするが，医療従事者はバッグマスクによる人工呼吸に備え，下顎挙上法も習熟すべきである（図 28）．
　エアウェーは経口式と経鼻式とがあるが，意識のある患者では経口エアウェーは嘔吐を誘発するので避けるべきである（図 29）．

摂食・嚥下障害を疑わずに，歯科治療や口腔ケアを行う際に生じる問題としては，水分や印象材などを誤嚥させてしまうことや，本人にとってどこまでの歯科治療が必要なのかということがわからずに処置を行ってしまうことがある．今までの一般歯科では口腔，特に歯のみを治療することが多く，う蝕があればう蝕処置，歯周疾患に罹患していれば歯周治療，歯の欠損があれば補綴処置と単純に考えてしまいがちであった．しかし，摂食・嚥下障害のある患者には，この考え方は通用しない．歯を口腔の，さらには全身の一器官としてしっかりと認識しなければならない．つまり摂食・嚥下機能の評価がしっかりと行われ，患者に適した食形態や体位，適切な訓練が実施され，機能が改善されて初めて義歯や補綴物の役割が果たせるのである．さらに，舌や口蓋を含めた，口腔清掃が必要な患者が多く，口腔内全体を見渡すという姿勢が必要となる．

摂食・嚥下障害は外からはみえず，むせがあって初めて摂食・嚥下障害に気づくことが多い．むせのない誤嚥・不顕性誤嚥（Silent Aspiration）は，診断がより困難であり，そのために誤嚥させているのにも関わらず気づかずに処置を行ってしまう可能性がある．それではどのようにして摂食・嚥下障害を疑い，診断していけばよいのだろうか．また，どのような点に注意しながら，歯科治療を行うべきなのであろうか．さらに，摂食指導や訓練などを含めて，どのように患者を診ることが必要なのであろうか．以下，それぞれについて詳しく述べる．

1. 問診
1) 既往歴聴取

一般に高齢者を診察する際，既往歴の聴取は重要であるが，摂食・嚥下障害の診断に対しても同様である．既往歴聴取の際に，嚥下障害や誤嚥性肺炎といったことが患者から申告されれば見すごさないが，申告されない場合が多い．よってできる限り既往歴を詳しく聴取し，その中から摂食・嚥下障害が疑われる疾患やサインをみつけることが必要である．摂食・嚥下障害の原因は器質的，機能的，心理的なものの3つに大きく分けることができるが，在宅訪問歯科診療で最初に遭遇する可能性の高いものは，機能的原因によるものであろう．表1[4]に摂食・嚥下障害の主な原因疾患を示した．この表の中の疾患が既往歴としてある患者は，摂食・嚥下障害を疑ってみるべきであろう．主な疾患を以下に紹介する．

(1) 脳血管障害
① 仮性球麻痺

中枢神経における両側，または片側上位運動ニューロン障害で，嚥下に関係する筋運動協調性と筋力の低下が特徴である．嚥下反射自体は残存しているため，嚥下は起こるが，随意的に誘発しにくく，嚥下の圧は低い．口腔や咽頭の感覚が低下しており，感覚によるフィードバックが少なく，嚥下反射の強化が妨げられているため，嚥下反射が弱くなるのである．外見的には

 a．口唇での食物の取り込みが悪い

表 1　摂食嚥下障害の原因疾患

器質的障害を起こすもの	
口腔・咽頭	食道
・舌炎，アフタ性口内炎，歯周病	・食道炎
・扁桃炎，扁桃周囲膿瘍	・食道ウェブ，ツェンカー憩室
・咽頭炎，喉頭炎，咽頭膿瘍	・狭窄，異物
・口腔咽頭腫瘍	・腫瘍
・口腔咽頭部の異物，術後	・食道裂孔ヘルニア
・外からの圧迫（頸椎症，腫瘍など）	・外からの圧迫（頸椎症，腫瘍など）
・その他	・その他

機能的障害を起こすもの	
口腔・咽頭	食道
・脳血管障害，脳腫瘍，頭部外傷	・脳幹部病変
・脳膿瘍，脳炎，多発性硬化症	・アカラジア
・パーキンソン病，ALS	・筋炎
・末梢神経炎（ギランバレー症候群など）	・強皮症，SLE
・重症筋無力症，筋ジストロフィー	・薬剤の副作用
・筋炎，代謝性疾患	・その他
・薬剤の副作用，その他	

心理的原因により摂食嚥下障害を起こすもの
神経性食欲不振症，痴呆，拒食，心身症，うつ病，うつ状態，その他

（藤島一郎：脳卒中の摂食・嚥下障害 第2版，p.3，医歯薬出版，1999）

　　b．流涎が目立つ
　　c．食物がいつまでも口腔内に残る
　　d．構音障害が認められる
などの所見があげられる．

　片側性の大脳病変では多くの場合その障害は一過性であり，1週間以内にほとんどが摂食可能になるといわれている．しかし，10％前後の症例において発症後数カ月間は嚥下障害に対する何らかの配慮が必要になると報告されている．

　②　球麻痺

　延髄嚥下中枢の障害で，嚥下反射そのものが障害されているのが特徴である．嚥下に関係する筋の萎縮が著明で，舌，軟口蓋，咽頭の筋群が弛緩性の麻痺となる．代表的疾患としてはワレンベルグ症候群がよく知られている．ワレンベルグ症候群患者は脳の高次機能に問題がなく，また四肢の麻痺もほとんどないため，健常者と同様に歯科医院に通院可能である．そのため，たとえ診療所での歯科診療でも摂食・嚥下障害に注意を払わなければならない．延髄の脳血管障害は生命を維持する中枢が近いため，重症例が多く，在宅訪問歯科診療ではあまり遭遇する機会は多くないと思われる．リハビリテーションによる改善は比較的良好という報告もあ

るが，両側に病変がある場合や，知覚障害が重度である場合には，予後が不良な場合が少なくない．

(2) パーキンソン病

パーキンソン病は錐体外路系の障害で，筋萎縮，振戦，動作緩慢を3主徴とする進行性変性疾患である．摂食・嚥下障害は，本症の約50%にみられるといわれているが，無症状の症例でも，実際に検査を行うと種々の程度の嚥下障害が検出される場合がある．嚥下障害の重症度と，本症の重症度とは必ずしも平行しないが，本症の末期に嚥下障害は好発する．

本症の摂食・嚥下機能に関する特徴は，口腔から咽頭，食道にかけての広範囲に嚥下機能の障害がみられることである．具体的には

a．舌の無動による食塊形成不全
b．咽頭への食塊送り込み不全
c．喉頭挙上遅延・不全
d．食道入口部開大不全，梨状窩への残留
e．不顕性誤嚥

などの特徴があげられる．意思表示が少なく，不顕性誤嚥もあるため，誤嚥性肺炎を起してから気づくことが少なくない．

(3) ALS（筋萎縮性側索硬化症）

ALSは脊髄前角細胞の脱落と錐体路変性を特徴とする疾患であり，進行は緩徐であるが予後不良である．筋力の低下と筋萎縮が主な症状で，嚥下に関しては球麻痺様症状，食塊形成不全，送り込み不全といった問題点があげられる．進行性の病変のため，経口摂取はやがて不可能になっていく．

(4) 薬剤の副作用

嚥下障害を引き起こす薬剤は意外と多い．また，口腔乾燥を起こすことにより，二次的に嚥下障害を起こす薬剤がある．表2[5)]にその薬剤を示す．多くは中枢神経への鎮静作用のある薬剤である．注意力，集中力といった認知面の低下は，誤嚥につながる．これは健常人でも同じである．

2) 嚥下障害を疑う主な症状

既往歴を聴取し，実際に摂食・嚥下障害を疑う疾患があった場合，表3[6)]のような症状がないかどうかを家族や介護者に聞く．食事中のむせや，声の変化などは嚥下障害と密接な関係があるため分かりやすいが，食欲不振や食事時間の延長，体重の減少などは嚥下障害の症状として見落としやすいので注意が必要である．特に高齢者を診察する場合には，誤嚥性肺炎があっても，発熱，咳嗽，喀痰など典型的な症状が出にくい場合が多いので留意を要する．このような項目を効率よく聞き取るために，質問紙による問診を行う．質問紙を表4に示すが，これは

III. 在宅における危機管理

表 2 嚥下障害の原因となる薬剤

錐体外路症状を起こす薬剤		注意力・集中力低下・眠気	
消化性潰瘍薬	スルピリド® リンゴ酸クレボプリド®	抗てんかん薬	バルプロ酸ナトリウム® フェニトイン®
制吐薬	メトクロプラミド®	抗不安薬	ジアゼパム® トリアゾラム®
脳血管障害後遺症用	シサプリド® 塩酸チアプリド® 塩酸フハナリミン®	抗神経病薬	ハロペリドール® クロルプロマジン®
動揺病・鎮吐・めまい用薬	プロクロルペラジン® チエチルペラジン®	抗うつ薬	塩酸アミトリプチリン® 塩酸ミアンセリン®
抗神経病薬	ハロペリドール® クロルプロマジン®	筋弛緩薬 解熱鎮痛薬 抗ヒスタミン薬	塩酸チザニジン®合剤® マレイン酸クロルフェニラミン®
抗うつ薬	塩酸アミトリプチリン® 塩酸ミアンセリン®	嚥下困難	
		筋弛緩薬	ベクロフェン® ダントロレンナトリウム®

(日本嚥下障害臨床研究会:嚥下障害の臨床, p.94, 医歯薬出版, 1998)

表 3 嚥下障害を疑う主な症状

むせ:どういう食品を食べたときにむせるか?
咳:食事中や食後の咳は多くないか,夜間の咳はないか?
痰の性状,量:食物残渣はないか,食事を開始してから量は多くないか?
咽頭異常感,食物残留感:部位はどこか?
嚥下困難感:食品による差異はあるか?
声:食後に声の変化はないか,がらがら声ではないか?
食欲低下:むせたり,苦しいから食べないなど嚥下障害が原因のことがある
食事内容の変化:飲み込みやすい物だけを選んでいないか?
食事時間の延長:口の中にいつまでも食べ物を溜めている,なかなか飲み込まない
食べ方の変化:上を向いて食べる,汁物と交互に食べている,口からこぼれる
食事中の疲労:食事に伴う低酸素血症はないか?
口腔内の汚れ:ひどい歯垢,食物残渣,口臭は準備期の問題があるのでは?

(聖隷三方原病院嚥下チーム:嚥下障害ポケットマニュアル 第2版, p.26, 医歯薬出版, 2003)

当病院にて実際に使用されているものである.15項目と非常に簡潔に問診が可能なようにまとまっているうえに,スクリーニングテストとしても感度が高い[7].判定基準は,1つでもAに回答があれば"嚥下障害あり"と判定し,それ以外は"嚥下障害疑い"もしくは"臨床上問題ないレベル"と判定する.

表 4 質問紙

聖隷式嚥下質問紙

氏名　　　　　　　　年齢　　　歳　　　男・女
　　　　　　　　　　　　　　　　　　回答者：本人・配偶者・（　　　）
　　　　　　　　　　　　　　　　　　　　　　平成　　年　　月　　日

　あなたの嚥下（飲み込み，食べ物を口から食べて胃まで運ぶこと）の状態についていくつかの質問をいたします．ここ2，3年のことについてお答え下さい．
　いずれも大切な症状ですので，よく読んでA，B，Cのいずれかに丸をつけて下さい．

1.	肺炎と診断されたことがありますか？	A．くり返す	B．1度だけ	C．なし
2.	やせてきましたか？	A．明らかに	B．わずかに	C．なし
3.	物が飲み込みにくいと感じることがありますか？	A．しばしば	B．ときどき	C．なし
4.	食事中にむせることがありますか？	A．しばしば	B．ときどき	C．なし
5.	お茶を飲むときにむせることがありますか？	A．しばしば	B．ときどき	C．なし
6.	食事中や食後，それ以外のときにものどがゴロゴロ（痰がからんだ感じ）することがありますか？	A．しばしば	B．ときどき	C．なし
7.	のどに食べ物が残る感じがすることがありますか？	A．しばしば	B．ときどき	C．なし
8.	食べるのが遅くなりましたか？	A．たいへん	B．わずかに	C．なし
9.	硬いものが食べにくくなりましたか？	A．たいへん	B．わずかに	C．なし
10.	口から食べ物がこぼれることがありますか？	A．しばしば	B．ときどき	C．なし
11.	口の中に食べ物が残ることがありますか？	A．しばしば	B．ときどき	C．なし
12.	食べ物や酸っぱい液が胃からのどに戻ってくることがありますか？	A．しばしば	B．ときどき	C．なし
13.	胸に食べ物が残ったり，つまった感じがすることがありますか？	A．しばしば	B．ときどき	C．なし
14.	夜，咳で眠れなかったり，目覚めることがありますか？	A．しばしば	B．ときどき	C．なし
15.	声がかすれてきましたか（がらがら声，かすれ声など）？	A．しばしば	B．ときどき	C．なし

3）　実際の摂食場面の観察

　摂食場面を観察することは，非常に重要である．この点において，在宅訪問歯科診療の利点は大きいと思われる．なぜならば，患者の慣れた環境下でいつもの食事を行うという，日常の摂食場面を，観察可能だからである．また1回の検査では，検出しきれない異常を発見し得る場合もある．摂食場面の観察ポイントとしては表5[8)]にあげた項目に注意する．

2．　スクリーニングテスト

　外側からはみえない咽頭，食道などの嚥下運動を可視化し，摂食・嚥下障害を診断するには，やはりVF（Videofluorography：ビデオエックス線透視検査）やVE（Videoendoscopy：ビデオ内視鏡検査）といった専門的検査を行うのが一番確実である．しかし，在宅訪問歯科診療においては，そのような検査が可能な状況下にはない．そこで以下のようなスク

III. 在宅における危機管理

表 5 摂食場面観察ポイント

観察項目，症状	観察ポイント	考えられる主な病態・障害
食物の認識	ボーッとしている，キョロキョロしている	食物の認知障害，注意散漫
食器の使用	口に到達する前にこぼす	麻痺，失調，失行，失認
食事内容	特定のものを避けている	口腔期，咽頭期，味覚，唾液分泌低下，口腔内疾患
一口量	一口量が極端に多い	癖・習慣，口腔内の感覚低下
口からのこぼれ	こぼれてきちんと口に入ってない	取り込み障害，口唇・頬麻痺
咀嚼	下顎の上下運動だけで回旋運動がない	咬筋の障害
	かたいものが噛めない	う蝕，義歯不適合，歯周病など
嚥下反射が起こるまで	長時間口にため込む，努力して嚥下している	口腔期，咽頭期
	上を向いて嚥下している	送り込み障害
むせ	特定のもの（汁物など）でむせる	誤嚥，咽頭残留
	食事の初めにむせる	誤嚥，不注意
	食事の後半にむせる	誤嚥，咽頭残留，疲労，筋力低下，胃食道逆流
咳	食事中，食事後に咳が集中する	誤嚥，咽頭残留，胃食道逆流
声	食事中，食後に声が変化する	誤嚥，咽頭残留
食事時間，摂食のペース	1食に30～45分以上かかる	認知障害，取り込み障害，送り込み障害など
	極端に早く，口に頬張る	
食欲	途中から食欲がなくなる	認知障害，誤嚥，咽頭残留，体力
疲労	食事の途中から元気がない，疲れる	誤嚥，咽頭残留，体力

(聖隷三方原病院嚥下チーム：嚥下障害ポケットマニュアル 第2版, p.128, 医歯薬出版, 2003)

リーニングテストを活用することで，摂食・嚥下機能の障害をある程度であるが把握できる．迅速，安全，かつ低コストで行えることが，スクリーニングテストの条件である．

1) 反復唾液飲みテスト（RSST）[9,10]

スクリーニングテストとしては手軽で，特に道具を必要とせずに，方法を知ってさえいれば誰でも可能な検査法である．安全にかつ短時間で行える点もこの検査法の優れた点である．以下に方法を示す．

〈RSSTの方法〉

(1) 被検者の姿勢は坐位，もしくはリクライニング位
(2) 被検者の喉頭隆起に検者の中指指腹を，舌骨に人差指指腹をあて，30秒間可能な限り空嚥下をさせる

喉頭隆起が指腹を乗り越え，元の位置に戻った時点で1回の嚥下とする．

正常値は3回以上であり，2回以下は異常とする．

また口腔乾燥があり空嚥下が困難な場合には，人工唾液や1mlの水を使用し口腔内を湿らせてから検査を行う．

2) 水飲みテスト[11〜13]

　この方法も手軽にできるスクリーニングテストである．必要とされるものは水とコップである．水を使用するため，実際の嚥下動態に近い状態で検査を行うことが可能である．その反面，過去に存在したテストは 30，50，90 mlと，多量の飲水を必要とするものであり，嚥下障害の重症例に検査を行うと，著しい誤嚥を引き起こしてしまう恐れがある．誤嚥しても安全なように，検査前の十分な口腔ケアが必要である．また，評価基準に嚥下時のようすを観察する必要があるため，検者の慣れが必要である．以下に，従来最も多く使われてきた窪田の方法を示す．

〈水飲みテストの方法〉
　(1) 姿勢は患者が普段水分摂取するときと同じようにする
　(2) 初めは 2，3 mlの水を嚥下させ，安全なことを確認する
　(3) 常温の水 30 mlを被験者に嚥下させ，その嚥下時間，動作全体を観察する
　5秒以内にむせなく飲水可能ならば異常なし．
　それ以外は嚥下障害疑いか嚥下障害ありと判定される．

3) 改訂水飲みテスト[14]

　上記の水飲みテストは 30 mlの水を使うため，場合によっては誤嚥が多く，重症例には危険であると考えられる．改訂水飲みテスト（Modified Water Swallowing Test；MWST）は，3 mlの冷水を嚥下させ，嚥下運動およびそのプロフィールより，摂食・嚥下機能を評価する方法である．口腔内に水を入れる際に咽頭に直接流れ込むのを防ぐため，必ず口腔底に水を入れてから嚥下してもらうよう留意する．

〈改訂水飲みテストの方法〉
　(1) 姿勢は患者が普段水分摂取するときと同じようにする
　(2) 冷水 3 mlを嚥下させる
　(3) 嚥下中の患者の状態を観察する
　(4) 嚥下が良好であれば，最大で 3回までテストをくり返す

〈判定基準としては〉
　①-a　嚥下なし and むせなし and ［呼吸変化あり or 湿性嗄声あり］
　①-b　嚥下なし and むせあり
　②　　嚥下あり and むせなし and 呼吸変化あり
　③-a　嚥下あり and むせあり
　③-b　嚥下あり and むせなし and 呼吸変化なし and 湿性嗄声あり
　④　　嚥下あり and むせなし and 呼吸変化なし and 湿性嗄声なし
　⑤　　④に加え，30秒以内に 2回の追加嚥下が可能

III. 在宅における危機管理

評点④以上の場合，最大計3試行くり返し，最も低い点で評価

4）食物テスト[15,16]

食物テスト（Food Test；FT）は，主として食塊形成能と咽頭への送り込みの動きを観察するために提唱された検査法である．4gのプリンを嚥下させ，その嚥下運動とプロフィールを観察する．嚥下後に口腔内を観察し残留の有無，位置，量を確認する．残留に関しては，痕跡程度の場合はよしとする．咽頭期の課題としては，改訂水飲みテストよりも容易な課題として位置づけられる．

〈食物テストの方法〉
(1) 姿勢は患者が普段食物摂取するときと同じようにする
(2) ティースプーン1杯（4g）のプリンを摂食させる
(3) 嚥下後に口腔内の残留を確認する
(4) 嚥下中の患者の状態を観察する
(5) 嚥下が良好であれば，最大で3回までテストをくり返す

〈判定基準としては〉
①-a 嚥下なし and むせなし and［呼吸変化あり or 湿性嗄声あり］
①-b 嚥下なし and むせあり
② 嚥下あり and むせなし and 呼吸変化あり
③-a 嚥下あり and むせあり
③-b 嚥下あり and むせなし and 呼吸変化なし and 湿性嗄声あり
④ 嚥下あり and むせなし and 呼吸変化なし and 湿性嗄声なし
⑤ ④に加え，30秒以内に2回の追加嚥下が可能

評点④以上の場合，最大計3試行くり返し，最も低い点で評価

5）パルスオキシメータ[17]

パルスオキシメータとは動脈血の酸素とヘモグロビンの結合度（飽和度）を表すもので，通常は97〜100％程度である．誤嚥により，酸素補給状態が悪くなると，SpO_2（酸素飽和度）が低下するため，摂食場面のモニタとして使用する．特に，不顕性誤嚥（Silent Aspiration：誤嚥してもむせがない状態）の検出に有用である．摂食訓練の際には必ずパルスオキシメータを装着させ，モニタリングする習慣をつけることは重要である．90％以下，もしくは初期値より1分間の平均値が3％以上低下すると摂食中止とするのが目安である．

また，改訂水のみテストや，食物テストなどの嚥下を要するテスト中，および歯科治療時の印象採得や歯の切削時など誤嚥や窒息を伴う危険のある場合にも装着して，酸素飽和度を確認しながら行うことで安全性を確保できる．

6) 頸部聴診[18]

　嚥下音の聴診の際には，聴診器を頸部に軽く接触させて行う．通常の聴診器で問題ないが，大きな聴診器を使用しない方が使いやすい．嚥下運動を妨害しないように，小さなベル型の聴診器を使用するのがよいと考えられる．聴診時に使用すべき試料として，特定のものはないが，通常は粘度の低い液体が，嚥下時により大きな音圧レベルでかつ持続時間の短い明瞭な嚥下音を発すると考えられている．また，健常者では1回で飲みきれる3〜5 ml程度の水を使用するのが一般的である．健常者の頸部聴診を行うと，呼吸停止のあと，およそ0.5秒程度の短時間の力強い嚥下音が聴取され，その後に澄んだ呼気音が聴取される．嚥下時に泡立ち音や，むせに伴う喀出音が聴取された場合には，誤嚥が強く疑われる．嚥下直後の呼気音で，湿性音や嗽音が聴取された場合には誤嚥，あるいは嚥下後咽頭に液体や唾液が貯留していることが疑われる．

　いずれにおいても嚥下音聴取に際しては，検査前の呼吸音（湿性音や嗽音などの咽頭貯留物の有無）を確認した後，咳嗽や吸引を行い，澄んだ呼気音を確認しておくことが望ましい．

7) 嚥下前・後エックス線撮影[19,20]

　嚥下前・後エックス線撮影（Pre- and Post-Swallowing X-P Examination；SwXP）はVFの撮影はできないが，単純エックス線は撮影可能な環境を想定して作成された検査法である．4 ml液体状バリウムの嚥下前・後に側面のエックス線写真を撮影し，その像の比較および検査の際のエピソードにより評価する．披裂部などの石灰化をバリウムの誤嚥と誤認しないために必ず嚥下前の写真を撮影することが必要である．在宅訪問歯科診療でこの方法を行うことはないと思われるが，近隣施設に紹介しこの方法を用いて検査を行うことも可能である．

3．専門的検査

1) VF（Videofluorography）[21,22]（図1）

　現在，最も信頼性のある検査法であり，今のところ摂食・嚥下障害検査のgold standardとされている．問診やスクリーニング検査で摂食・嚥下障害が疑われた場合，できる限り専門施設に紹介してVFを行い，摂食条件の設定などを行うべきである．VFはその目的から診断的VFと治療的VFの2つに大別することができる．診断的VFは食塊や嚥下諸器官の動き，誤嚥の有無などの評価としての検査である．治療的VFは代償的方法，リハビリテーション手技の設定や効果の確認，スタッフ，家族への指導としての意味がある．いずれにしても，何を確認するのかをはっきりさせて検査を実施する必要がある．VFの利点としては，誤嚥の有無のみならず嚥下関連器官の形態・機能異常すなわち静的および動的異常の観察を可能にすることにより，信頼性の高い摂食・嚥下障害の診断が得られることがあげられる．また，食物形態効果，体位効果など即時的な訓練効果の確認も可能である．ビデオに録画することによって，ス

III. 在宅における危機管理

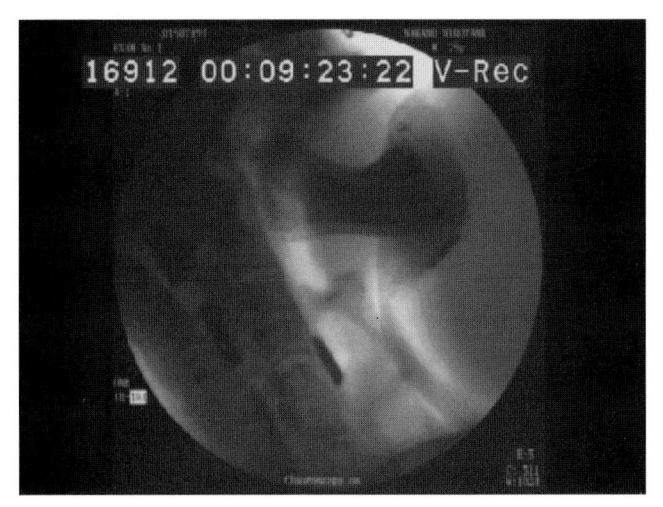

(藤島一郎監修：嚥下障害ビデオシリーズ⑦ 嚥下造影と摂食訓練, 医歯薬出版, 2001)

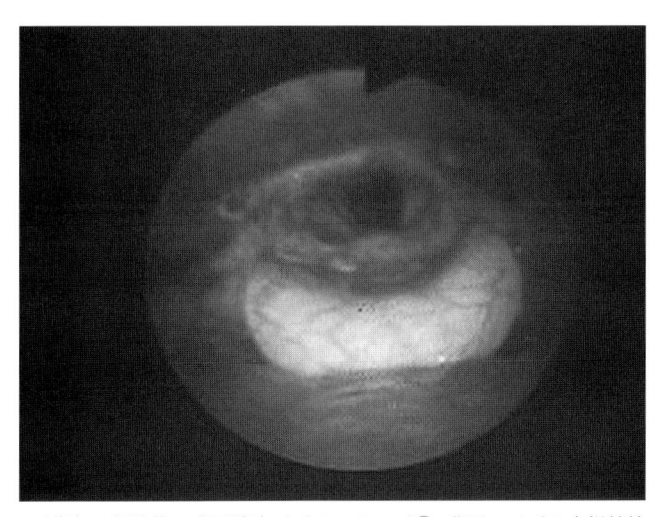

図1 VF画像

(藤島一郎監修：嚥下障害ビデオシリーズ① 嚥下のビデオ内視鏡検査, 医歯薬出版, 1998)

図2 VE画像
中央にみえるのが気管である

ロー再生や, くり返して観察することができ, 嚥下動態の詳細を確認できるため, その有用性は高い. 欠点としては, 設備を必要とすること, バリウムを誤嚥する可能性があること, そして検査時の検者および被検者の被曝があげられる.

2) VE (Videoendoscopy)[23,24] (図2)

内視鏡による嚥下機能の検査で, ビデオに記録し評価する. 光源, 電池内蔵の携帯可能な内

視鏡もあるため,非常に手軽に検査ができる.しかし,歯科医は基本的に内視鏡のトレーニングを受けていないため,専門施設などで手技を習得する必要がある.鼻出血,喉頭痙攣,迷走神経反射による徐脈などの合併症が報告されているが,いずれも重篤なものではない.手技さえ習得すれば,十分行える検査法であり,今後,在宅訪問歯科診療の場面においての発展が期待される.当院にて使用している内視鏡は PENTAX FB-15 RBS(光源内蔵型),OLYMPUS ENF type P 3(光源は OLYMPUS ENF CLE-10)である.検査方法は以下の通りである.

〈方　　法〉
(1) 被検者の姿勢はリクライニング位とし,頸部をやや突出させ頭部を固定する.
(2) 鼻腔を 8% キシロカインスプレーにて,表面麻酔を行う(省略することも多い).
(3) 内視鏡を鼻腔より挿入し,鼻咽腔にていったん止め,中咽頭(軟口蓋の挙上,鼻咽腔閉鎖機能)を観察する.同時に発声,空嚥下を行い観察する.
(4) 中咽頭に内視鏡を進め,咽喉頭の粘膜の状態,分泌物,唾液,食塊の残留の状態,構造の状態などを観察する.
(5) 先端を喉頭蓋の奥に進め,披裂,声門,声門下,梨状窩を観察する.発声(声門観察時には"イー"と発声),深呼吸,息こらえなどを行い観察する.
(6) 中咽頭から下咽頭に視野を入れ,摂食時の評価をする.嚥下直後の咽頭の状態,残留の状態を評価する.
(7) 内視鏡先端を喉頭蓋喉頭面に接触させ,感覚の程度を評価する.
通常であれば逃避反射,嚥下反射誘発などが観察される.それ以外の反応は感覚低下の存在が疑われる.

また,以下に VE の特長と欠点を示す.

〈特　　長〉
(1) エックス線被曝がない
(2) 在宅でも施行可能
(3) 実際の摂食場面で評価が可能
(4) 粘膜や唾液の状態が直視下に評価可能
(5) 食塊の進行方向からの直視下の観察が可能

〈欠　　点〉
(1) 嚥下の瞬間がみえない
(2) 声門下への誤嚥を見落とす恐れがある
(3) 口腔相から咽頭・食道相への大きな流れが把握できない
(4) 手技に熟練を要する

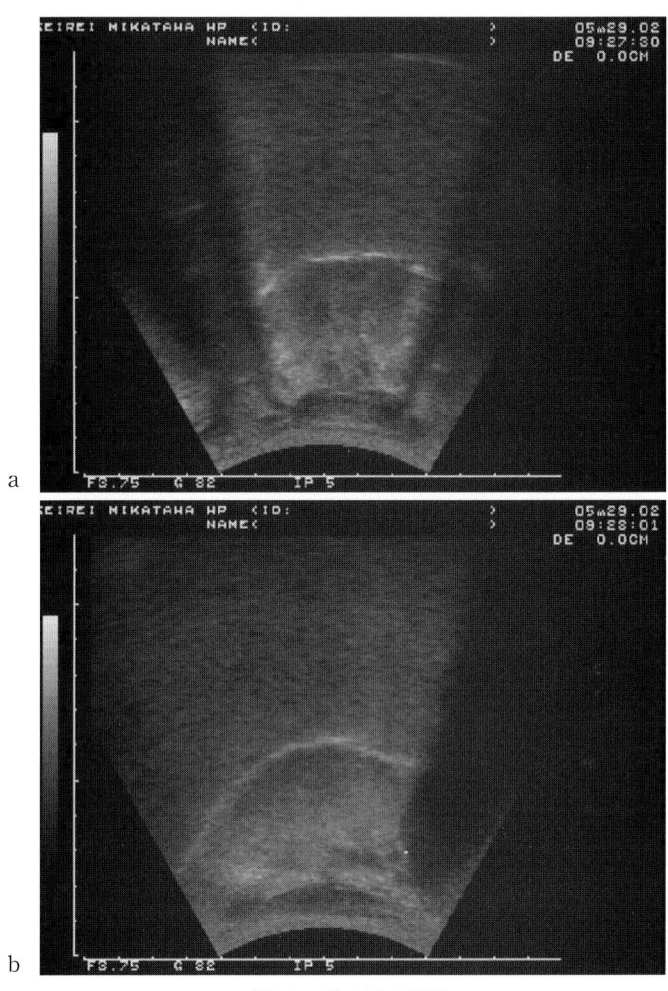

図 3　超音波の画像
aは前額断，中央の白い線が舌背部である．bは矢状断，右が舌尖部，左が舌根部である

3) 超音波診断を用いた検査[25]（図3）

腹部などに使用されている超音波診断機を，摂食・嚥下機能の評価に用いた検査法である．嚥下動態すべてを診断できるわけではないが，食塊形成や咽頭への送り込みなど，主に口腔期の評価が可能である．舌背が描出されるため，舌運動の評価としてはVF以上の情報を得ることが可能である．携帯可能な超音波診断機もあるため，在宅診療でも応用可能と思われる．以下に超音波診断の特長と欠点を示す．

〈特　　長〉

(1) 被曝がない
(2) 在宅でも施行可能

(3) 実際の摂食場面で評価が可能
(4) 舌運動を中心とした口腔期の動態が観察しやすい

〈欠　　点〉
(1) 下咽頭や喉頭の動き，誤嚥といった咽頭期の動態が評価できない
(2) 食物は描出されないため，残留の状態が評価できない
(3) プローブを顎下部に当てるため，嚥下運動を阻害する恐れがある
(4) 下顎が動くため安定した画像が得にくい
(5) 手技に熟練を要する

4．在宅における摂食嚥下指導[26,27]

実際に前述のような問診，スクリーニング検査を行ったのち，その患者の摂食・嚥下障害を評価し訓練を実施する．この際，以下のような摂食・嚥下障害のハイリスクグループに注意する．

(1) くり返す熱発・肺炎，原因不明の体重減少などがある症例
(2) スクリーニングテストの陽性例
(3) 70歳以上の高齢でADL能力の低い症例
(4) 頭部CTなどの画像所見で両側性病変，脳幹部病変の存在
(5) 慢性呼吸器疾患の存在
(6) 胃食道逆流現象の存在
(7) 脱水，低栄養状態の存在
(8) 口腔ケアが不十分，義歯不適合などが存在する症例
(9) 抗精神病薬など，嚥下機能を低下させる薬剤を服用している症例

摂食訓練時には常に誤嚥のリスクがつきまとうため，最初に評価を十分に行い，訓練開始後も常に全身状態，呼吸状態，嚥下機能の変化に注意する．また訓練を実際に行うのはわれわれではなく，家族，介護者もしくは患者本人が主である．従って手技のみならず，訓練の効果と危険性，緊急時の対応を含めた指導をしっかりと行わなければならない．

1）基礎訓練

基礎訓練は間接訓練ともいうが，食物を使用しない訓練法である．そのため誤嚥のリスクがほとんどなく，VFなどの検査が不可能な在宅での重症摂食・嚥下障害患者へのアプローチとしてはこちらが主となる．以下に基礎訓練の手技を紹介する．

(1) 頸部リラクゼーション

頸部や体幹のリラックスは，舌や口腔周囲筋が運動する際に非常に重要である．訓練や摂食の前に先だって行う．

III. 在宅における危機管理

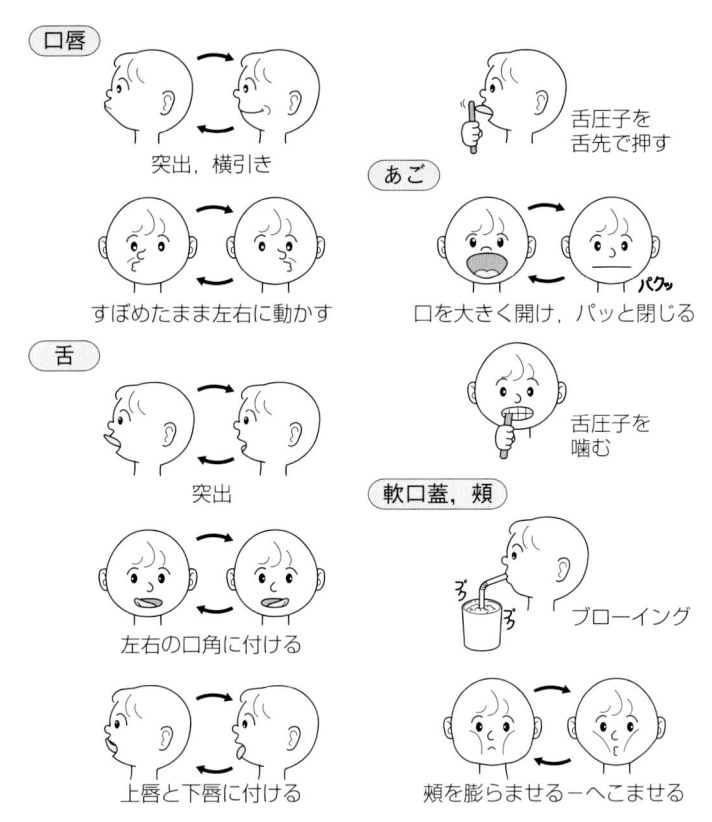

（岡田澄子，他：JJN スペシャル No. 52 摂食・嚥下リハビリテーションマニュアル，p. 56，医学書院，1996 より引用）

図 4 舌・口腔周囲筋の訓練

〈手　順〉

① 姿勢を正し，しっかりとした坐位をとらせる
② 頸部を 5～10 秒間前に倒し，ストレッチする
③ 頸部を前後左右に倒し，左右回旋させる．それぞれ 2～3 セット行う
④ 肩の上げ下げを 5 回くり返す

(2) 舌・口腔周囲筋の運動訓練（図 4）[26]

舌や口腔周囲筋の運動訓練を行うことにより，咀嚼や送り込みに関わる筋群の筋力増強，コントロール能力を改善させることを目的としている．

〈手　順〉

① 口唇および口輪筋
　・口唇を突出，横引き運動をさせる．10～20 回くり返す
　・口唇をすぼめたまま左右に動かす．10 回を 1 セットとし，2～3 セット行う

② 舌筋群
- 舌を突出させる．10回を1セットとし，2～3セット行う
- 舌で左右の口角を交互に触る．10回を1セットとし，2～3セット行う
- 舌で上唇下唇を交互に触る．10回を1セットとし，2～3セット行う
- 舌尖で舌圧子などを押す．10回を1セットとし，2～3セット行う

③ 開閉口筋群
- 最大開口させその後閉口させる．10回を1セットとし，2～3セット行う
- 舌圧子を咬合させる

④ 口輪筋，頬筋および軟口蓋の挙上
- ストローでコップの中の水をブローイングさせる．可能な限り長く5回行う
- 頬を膨らませ，へこませる運動を行う．10回を1セットとし，2セット行う

(3) 構音訓練

構音と嚥下は同じ器官を使用している．そのため構音訓練をすることで嚥下機能の改善につながる．

〈手　順〉

① 実際に構音させることで，嚥下機能に問題のある部位を改善する
- 口唇閉鎖不全→バ，パ，マ
- 舌尖挙上不全→タ，ダ，ナ，ラ
- 奥舌挙上不全→カ，ガ

② 患者の構音障害の程度によって訓練の難易度を調節する
- 単音→単語→文→文章→会話の順に難易度が上がる

(4) アイスマッサージ（Thermal stimulation）

基礎訓練として実施するが，摂食前に準備体操として行うことや，摂食中でも痴呆や嚥下がなかなか起こらない患者に嚥下誘発法として行うことも可能である．

〈手　順〉

アイス棒（図5）に少量の水をつけて軟口蓋，舌根部，咽頭後壁などの嚥下反射誘発部位を化学的，物理的に刺激して嚥下反射を誘発する．

(5) 押し運動（Pushing exercise）

声門閉鎖不全を改善させる運動．上肢に力を入れることで同時に声門を閉鎖させる．食物や唾液の声門下への流入を防ぐ．

〈手　順〉

壁や机を強く押して発声させる．"エイ！""ア！"など力の入る発声がよい．5～10回を1セットとし，2～3セット行う

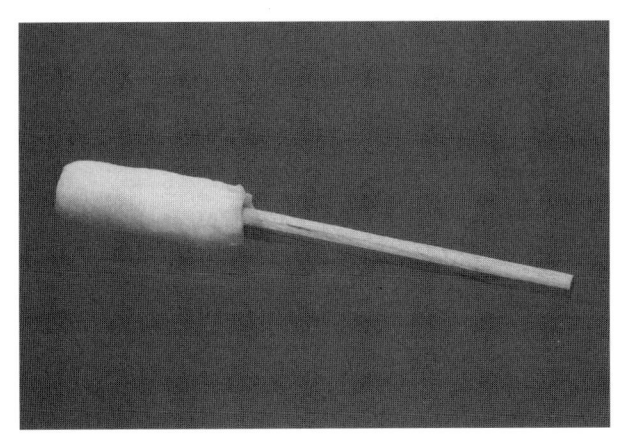

図 5 アイス棒
割り箸にワッテを巻きつけ，凍らしてある

(6) 頭部挙上訓練（Head raising exercise, Shaker 訓練）

舌骨上筋群，喉頭挙上筋群の筋力強化を行い，喉頭の前上方運動を改善して輪状咽頭筋を開きやすくする．

〈手　順〉

仰臥位で肩を床につけたまま，頭だけを足の指がみえるまで挙上する．1分行い，1分休憩する．これを3回くり返し，そのサイクルを30回行う．これを1クールとし，1日3クール行う．6週間継続して行う．

(7) 呼吸訓練

呼吸訓練によって呼吸コントロール能力を高め，呼吸と嚥下の協調性の向上，呼吸予備能力の改善を目的としている．

〈手　順〉

① 口すぼめ呼吸（blowing）
  ・鼻咽腔閉鎖機能，口唇閉鎖機能の強化，呼吸コントロールを目的とする．
  ・鼻から息を吸い，口をすぼめて息をゆっくり吐く．5〜10分程度行う．

② 腹式呼吸と深呼吸
  ・換気量の増大，換気効率の改善，リラクゼーション，呼吸コントロールを目的とする．
  ・口すぼめ呼吸でゆっくりと吐きながら，同時に腹がしぼむようにする．吸気は鼻からゆっくり吸いながら，腹部が持ち上がるように行う．

③ 息こらえ嚥下（Supraglottic swallow）

摂食訓練でも行われるが，基礎訓練としても呼吸と嚥下のパターンを学習するため十分行う．深呼吸の後に呼吸を止め（声門を閉鎖），その後空嚥下をさせる．

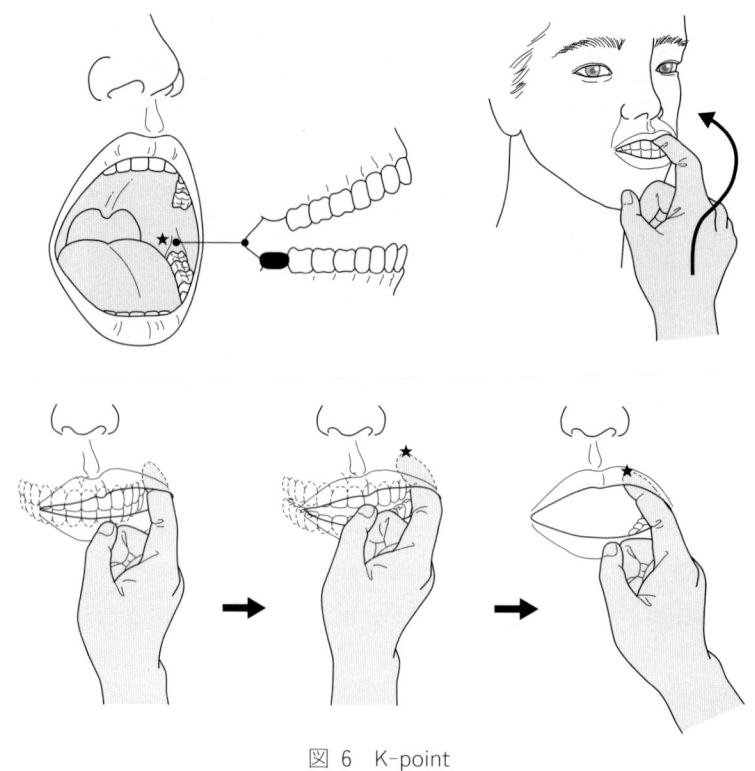

図 6 K-point
図で示した位置を刺激する

(8) メンデルゾーン手技（Mendersohn maneuver）

緊張が強くなり開きにくくなっている上食道括約筋を，喉頭と舌骨を挙上位に保つことで機械的に開かせる．また喉頭挙上が弱い患者の喉頭挙上強化にもなる．

〈手　順〉

下顎を固定して，舌を硬口蓋の後方へ押し付けるようにして甲状軟骨を上昇した位置に保つ．数秒間そのままにする．これを 10 回程度くり返す．

(9) K-point 刺激法

機序などは不明であるが，仮性球麻痺患者のこの point を刺激すると，開口反射，咀嚼様運動，嚥下反射を誘発可能なことが多く，歯科的にも活用範囲が広い．基礎訓練として空嚥下を誘発させることができるが，摂食訓練時にも行うことができる．咬反射が強く，閉口してしまい，通常では口腔ケアや摂食が不可能な患者，送り込みや嚥下反射が起きにくい患者などに応用可能である．低酸素脳症患者には効かない．

〈手　順〉

仮性球麻痺患者の臼後隆起やや後方内側の部位（図 6)[27]を，指や舌圧子，スプーン，アイスマッサージ棒，デンタルミラーの柄などで刺激する．

2) 摂食訓練

直接訓練ともいう．食物を実際に使用する訓練法である．嚥下運動を訓練するには実際に嚥下運動を起させるのが一番である．しかし，在宅訪問歯科診療では常に誤嚥のリスクが付きまとうため，スクリーニングテストで嚥下障害が軽度の症例か，もしくは重度の症例でも専門施設でVFなどの専門的検査を行い，十分な評価が行われた場合のみに行うのが現実的である．

(1) ゼリー嚥下

ゼラチンゼリーを丸飲みさせることで食塊形成不全を補う．さらに梨状窩につきささるようにゼリーをスライス型（2〜5g）にする．こうすることでタイミングのずれや咽頭への残留，誤嚥を防ぐ．咽頭への送り込みが不良な場合は奥舌に直接置くことで送り込みを補う．30°仰臥位・頸部前屈などの条件と併用する．30°仰臥位は気管が上で食道が下となるため誤嚥しにくい．また重力を利用できるため，送り込みが悪い場合にも適している．頸部を前屈させるのは，咽頭と気管に角度をつけ誤嚥しにくくさせるためであり，同時に前頸筋群のリラックスにもなり嚥下に有利に働く．また30°仰臥位で頸部前屈をすると口峡が狭くなり，嚥下反射前の誤嚥を防ぐ働きもある．

(2) トロミ液嚥下

水分に増粘剤でトロミをつけると誤嚥しにくくなる．スプーンですくって落としたときに軽く糸を引く程度のトロミが適切である．対象は水分摂取時にむせがみられる摂食・嚥下障害が軽度の患者である．最近では適切なトロミをつけられるよう調整されているトロミ剤（トロミクリアー®など）が販売されている．

(3) 交互嚥下

べたつきやパサつきのある食べ物を摂食した後に，ゼラチンゼリーを摂取させる．こうすることで口腔や咽頭の残留がクリアされる．

(4) 咀嚼訓練

咬筋，舌筋などの訓練．唾液の分泌を促し，口腔期の悪い患者の摂食訓練の導入として有効である．ガーゼでくるんだガムをデンタルフロスなどでしばり，誤って嚥下しないようにフロスを手で持ちながら行う．

(5) 摂食のペース

摂食のペースが速すぎて，その患者の嚥下能力以上の食塊が，口腔あるいは咽頭に入り，その結果誤嚥してしまうことがある．こういう場合は摂食のペースを調節することで対処する．認知障害や痴呆の患者に多い．また，介助者のペースが速すぎる場合もあるので注意が必要である．一口量を適切に調整し（スプーンの大きさを調節することも重要．底が浅く，幅が狭いスプーンがよい（図7）），嚥下してから次の一口を入れるよう声かけする．

(6) 複数回嚥下

口腔や咽頭に残留しやすい場合に有効．一口につき何度も嚥下させることで残留除去につな

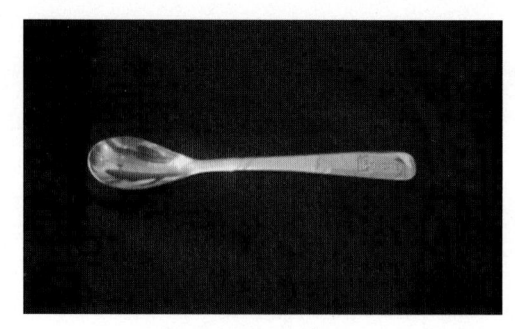

図 7　嚥下スプーン
底が浅く小さい

がる．

(7)　嚥下の意識化（Think swallow）

　嚥下に意識を集中させることで嚥下運動を強固にし，誤嚥を防ぐ．集中できる環境作りも重要である．適切な声かけをしながら嚥下させる．

(8)　随意的な咳

　気道に入りかかった食物を喀出するために咳をさせる．嚥下後にすると効果的である．

(9)　食形態の調整（嚥下食）

　嚥下食の条件としては

①　密度が均一であること
②　適度な粘度があって，バラバラになりにくいこと
④　口腔や咽頭を通過するときに変化しやすいこと
⑤　べたつかず，粘膜にくっつきにくいこと

である．表6[28]に当院で実際に使用している嚥下食の特徴を示す．また，当院で実際に嚥下食を設定する際の基準を図8[29,30]にあげた．合わせて参考にしていただきたい．

(10)　横向き嚥下

　咽頭の一側の通過障害に対し，その障害のある方に頸部を回旋させることで悪い方の梨状窩が狭くなり，残留しにくくなる．また頸部を回旋させることにより咽頭の粘膜や筋が緊張して咽頭の蠕動が効率よく起こり，このときの嚥下で残留がクリアされる．

(11)　Tossing

　口腔期における送り込みは悪いが，咽頭期嚥下が良好で誤嚥が認められない症例に対して用いられる．口腔期の送り込みの際に，上を向くことによって重力を利用して食塊を咽頭に落とし込む．食塊が咽頭に入ったら，頸部を通常の位置，またはやや下方に頭部を向けて嚥下させる．

(12)　口唇閉鎖の介助

　口唇の閉鎖が悪く，食物の口腔内保持が不良な場合，口腔内圧を高め咽頭への送り込みを補助する．嚥下時に口唇と下顎を把持し，口唇閉鎖を介助する．

III. 在宅における危機管理

表 6 嚥下食

		段階 1 開始食（ゼラチン）	段階 2 嚥下食Ⅰ（ゼラチン）	段階 3 嚥下食Ⅱ（ゼラチン）	段階 4 嚥下食Ⅲ（ピューレ食）	段階 5 移行食
形態		スライス法で咽頭部を重みですべてで通過するもの（さらさら・付着はまったくない）	開始食のゼリーに加えスープ、ジュース、重湯などをゼラチンで固めたもの。スライス法ですべったときざらつきがなく粘膜にくっつきにくいもの	嚥下食Ⅰに加えスープ、ジュース、重湯などをゼラチンで固めたもの。舌で押したとき粘膜にくっつきはするが、ざらつきが多少あるもの	嚥下食Ⅱに加え、ピューレ状の形態のものを追加する。舌で押しつぶせるもの。スライス法で押したとき水分がトロミをつける	水分を多く含むもの、柔らかく煮たもの。細かすぎず、パサパサしたものは避ける。必要なら水分にトロミをつける
量		1食あたり 約 100 ml 約 100 kcal（1品）	1食あたり（2品） 約 300 ml 約 150 kcal	1食あたり（3～4品） 約 500 ml 約 300 kcal	1日あたり 約 2,000 ml 約 1,400～2,600 kcal（成分栄養）	1日あたり 約 2,000 ml 約 1,400～2,600 kcal（成分栄養）
市販の栄養補助食品		アインスカルジェリー®（三協製薬）、アインウォーター（キッセイ薬品）、アリナミン®（森永）、アクアゾート®（ホリカフーズ）	アインスカルジェリー®（プリストインウォーター）、アインカップ®（キッセイ薬品）、やらかプリン®（キッセイ薬品）、オアクアゾート®（ホリカフーズ）：10℃以下	プリンで元気（明治乳業、ソフトニックカップ®（キッセイ薬品）、アインスカルプディング®（プリストルマイヤー）、アクアゾート®（ホリカフーズ）（フードケア）：常温	快食応援団®（雪印乳業）、アインスカルプディング®（三協製薬）、トニックカップ®（キッセイ薬品）、アインスカルプディング®（プリストルマイヤー）、アクアゾート®（ホリカフーズ）：常温	
その他（水分・食物繊維・補助栄養）		お茶ゼリー 茶：カテキン粉末緑茶®（三井農薬）	お茶（急須抽出）ゼリー、アインレスゼリー、濃厚流動ゼリー	お茶（急須抽出）ゼリー、アインレスゼリー、濃厚流動ゼリー	とろみ茶、アインレスゼリー、濃厚流動アイスクリーム	とろみ茶、アイスクリーム αジュース（三協製薬）
果物類		グレープゼリー、オレンジゼリー、アップルゼリー	グレープゼリー、オレンジゼリー、アップルゼリー	グレープゼリー、オレンジゼリー、メロンゼリー	ピーチコンポート、ピーチコンポート、バナナ（皮の上から押し潰す）	ピーチコンポート、リンゴコンポート、やわらかいフルーツ（一口大）
主食			重湯ゼリー（鯛味噌付き）	重湯ゼリー（鯛味噌付き）、パン	重湯、パンガユ、全粥、くず湯、亀田製菓、ふっくらおかゆ®（亀田製菓）、オカメライス（ホリカフーズ）、ゼラチンライスの寿司	パンガユ、全粥、そうめん、そば、※めん類は水分寒天のみ
副菜	魚・肉		ねぎとろ、ネギナシ®（マルハチ村松）	サーモンムース（ほたて、えび、かに、魚、レバー）	魚、貝、肉類の生クリーム（油脂）、入りペースト、鰻蒲焼ムース、ブレッド®（プリマハム）	煮魚（一口大）、肉だんご（一口大）、鰻蒲焼き（皮なし）、あんかけ
	卵		全卵蒸し（83℃）	温泉卵（68℃）	スクランブルエッグ	
	豆類		絹ごし豆腐（65℃）、味噌汁ゼリー		煮豆ペースト	豆腐、ひきわり納豆
	野菜		人参ジュースゼリー	かぼちゃゼリー、ピンツワーズゼリー	かぼちゃピューレ、野菜ピューレ	かぼちゃや含め煮、温野菜
	その他		黒砂糖ゼリー		水ようかん	
	乳製品		プリン	ヨーグルト、牛乳ゼリー	アイスクリーム、プレーンヨーグルト	牛乳、乳酸飲料
備考		・ゼラチンが中心で濃厚流動食（間接的経口食道栄養法など）併用 ・濃厚流動食（ゼラチン濃度1.3%）はカテキンスローで使える			・個人対応別の栄養量 ・でんぶん、寒天、増粘剤が使える	

（新村紀子：かむのむ食べるトレーニング BRAIN NURSING 17：894～897, 2001より引用）

・嚥下食Ⅲでは、開始食・嚥下食Ⅰ・Ⅱのすべてが使える
・ゼラチンゼリーは、2～5℃ 24時間で構造安定（前日調理）、どの段階でも使い、食事の最後はお茶ゼリーで終わる（交互嚥下）
・お茶ゼリーはフリーズドライのカテキン粉末緑茶®（三井農薬社製）、急須抽出では開始食から嚥下食Ⅰからの使用

主訴，病歴，身体所見，神経学的所見，摂食嚥下障害を疑う症状の把握

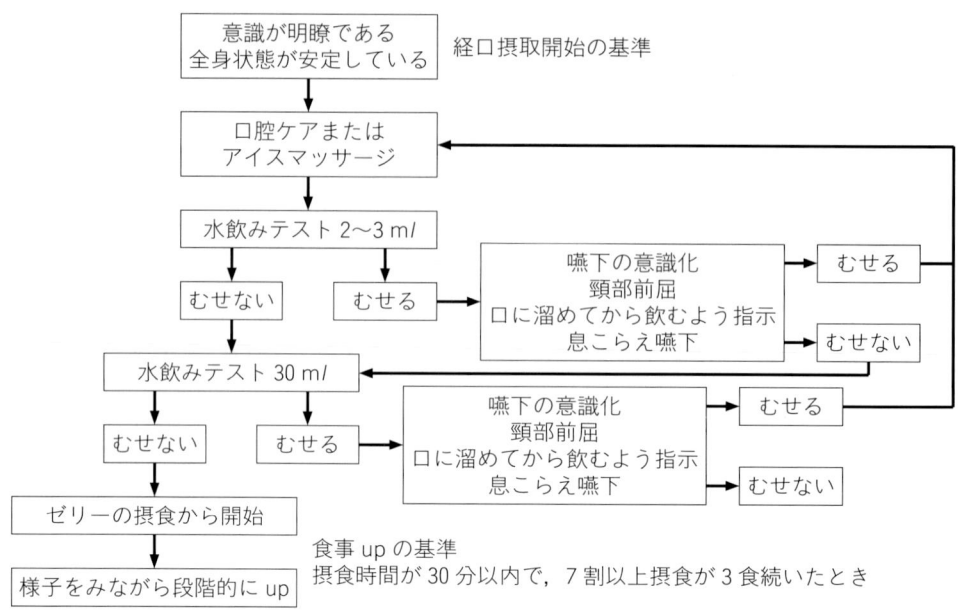

意識が明瞭である
全身状態が安定している　経口摂取開始の基準

口腔ケアまたはアイスマッサージ

水飲みテスト 2〜3 ml
　むせない　／　むせる　→　嚥下の意識化／頸部前屈／口に溜めてから飲むよう指示／息こらえ嚥下　→　むせる／むせない

水飲みテスト 30 ml
　むせない　／　むせる　→　嚥下の意識化／頸部前屈／口に溜めてから飲むよう指示／息こらえ嚥下　→　むせる／むせない

ゼリーの摂食から開始
様子をみながら段階的に up

食事 up の基準
摂食時間が 30 分以内で，7 割以上摂食が 3 食続いたとき

（藤島一郎：よくわかる嚥下障害，p.165，永井書店，2001 より引用）

図 8　摂食開始までの流れ

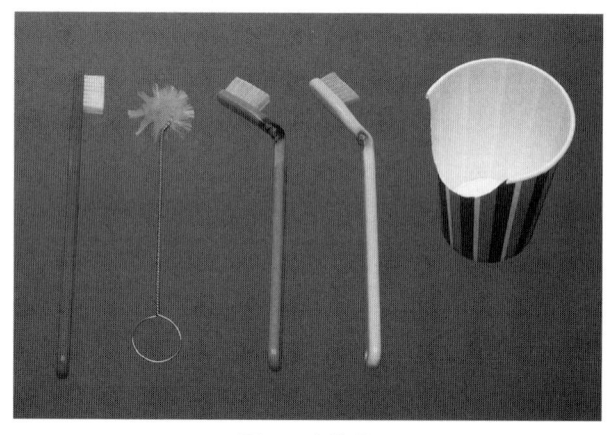

図 9　自助具

(13)　自助具の使用

摂食嚥下障害患者は程度の差はあるが，上肢の麻痺がある場合が多い．道具を工夫することで ADL の自立を助ける（図 9）．

① 鼻が当たる部分を切除したコップの使用
頸部を後屈しなくても摂取可能にする．

② 万能カフを利用したスプーンの使用

ベルト状のカフにスプーンを装着し，手に巻きつけて使用する．
③ 角度付きスプーン

柄の角度調整が可能なスプーンで，水分などをすすらなくても口腔内へ流し込むことが可能になり，誤嚥の可能性が減少できる．

(14) 食後の坐位保持

食道の蠕動不全などがあると，胃食道逆流を起こすおそれがある．それを予防するために食後2時間は坐位，もしくは60°以上の角度を保つ．

(15) 嚥下に対する歯科補装具の使用

後述する．

5. 歯科処置時の注意点

実際に上記のようなスクリーニングテストがなされ，摂食・嚥下障害と診断された場合に，患者に適した食形態や体位の設定，適切な訓練が実施されたのち，もしくはそれと平行して歯科治療が行われるべきである．ここで忘れてはならないのは，患者にとって歯科治療がどこまで必要なのかである．たとえば，嚥下障害のために経口摂取不可能な患者であるにも関わらず，新義歯を作製するということがどこまで意味があるのかなどである．常に誤嚥のリスクと，それぞれの患者にとって必要とされる歯科治療ということを念頭に置き，治療計画を立てなければならない．

適応や，治療計画のガイドラインなどは作成されていないため，個々の口腔内環境と摂食・嚥下機能に合わせた治療法を考えていく必要がある．以下では嚥下障害患者への歯科治療を行う際に注意すべき点をあげる．

1) 歯を切削する時の注意点

歯を切削する時に問題となるのはやはり水である．切削時の汚水が誤嚥されることは，非常に危険である．対策としては，なるべく注水を少なくすることである．在宅訪問歯科診療用のユニットにも水量調節が可能なものがある．また，治療姿勢に注意が必要である．できる限り坐位に近づけることが好ましい．また横を向かせたまま治療することにより，咽頭への水の流入量減少が期待できる．しかし，患者の全身条件により，坐位や側臥位が不可能な場合もあるため，注意が必要である．切削時間はなるべく短くし，誤嚥の機会を減らすとともに，患者の負担を軽くすることが非常に重要である．そのためにはよく切れるバーを使用し，タービンや5倍速のコントラを使用する機会が多くなる．

また，いくら注水量を少なくし咽頭への流入を防いでも，唾液の咽頭への流入があるため，重度の嚥下障害患者治療時は，こまめに切削を中断する必要がある．このように嚥下障害患者に対する歯の切削処置は，かなり制約が多い．また，術者が不安定な姿勢をとりながら，治療

しなければならない機会が多いため，術者自身の腰痛にも注意したい．

2） 義歯作製・印象採得時の注意点

在宅訪問歯科診療において，主訴として特に多いのは，義歯に関することである．要介護状態の高齢者の場合，新義歯に順応することは困難であり，旧義歯がある場合は，できる限り修理やリベースにて対応するのが現実的である．また修理やリベースは治療回数が少なく済み，患者の負担も減る．リベース時には，余剰のリベース剤が咽頭に流れ込まないように注意することが重要である．そのためには，義歯適合試験材などを用いてあらかじめリベース材の量を調節し必要最低限に留め，咽頭への流入を防ぐ．顎堤への圧接時には口腔内をよく観察し，咽頭への流入がないかよく観察する．また，口蓋などに食物残渣などが付着している場合がよくあるので，清拭してから行う必要がある．圧接時にもし流入しそうならば，ミラーなどを用いてできる限り除去する．また，患者の姿勢はできる限り坐位とする．

旧義歯を利用することが不可能な場合や，紛失してしまった場合は義歯を新規に作製することになるのだが，この場合は印象材の咽頭への流入に注意を払う．基本的にはリベース材と同じであるが，印象材は流れのよいものを避け，口腔内に挿入するタイミングにも注意を払わなければならない．

また下顎舌側の機能印象を行う際に，健常人だと嚥下運動にて可動域を印記する場合がある．しかし，摂食・嚥下障害患者の場合だと嚥下運動が起こりにくいため，通常の方法では印記できない場合が多い．その場合，適応は仮性球麻痺患者に限られるが，筆者は前述のK-point（図6）を活用している．K-pointをミラーの柄などで刺激することにより随意に嚥下反射を起こすことが可能な場合がある．すべての仮性球麻痺患者に効くとは限らないが，是非一度試してみることをお勧めする．

さらに新義歯を作製，調整が終了したとしても，最低でも6カ月に一度はリコールする必要がある．これは筆者も何例か経験していることであるが，それまで良好に義歯を使用していたが，徐々に適合が不良となってきたという訴えを聞くことがある．特に下顎の総義歯が，浮き上がるようになってきたという訴えが多い．適合状態に問題はなく，そういう場合は舌側の床縁を少し短くすることで対応するが，原因としては舌の可動域が改善されてきたことが考えられる．つまり義歯を入れることが口腔リハビリテーション効果の一つの要因となり，舌運動が改善されたということである．摂食・嚥下障害患者の義歯を作製した場合には，麻痺のある筋や廃用で萎縮した筋の可動域が改善されることがあるため，適宜調整をすることが必要である．

3） 観血的処置時の注意点

在宅患者の口腔内には，残根状態で歯が残存している場合が多い．一般的に在宅患者におい

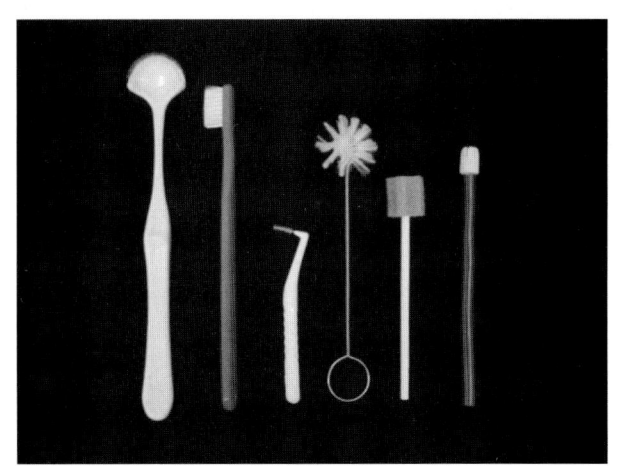

図 10 ケア道具

ては急性症状のある歯，感染源となり得る歯が抜歯の対象となるが，摂食・嚥下障害患者は，この他にも症状はないが歯周炎が進行し，動揺が強い歯も抜歯の適応となる．歯が自然脱落し，誤嚥する可能性があるからである．誤嚥してしまうと窒息の可能性もあり，非常に危険である．観血的処置時は，主治医との連絡，バイタルサインをモニタリングしながらの処置や，局所麻酔薬への配慮，救急処置の準備など，通常の高齢者に対する場合と同じ注意は当然払われるべきである．先にも述べたが，摂食・嚥下障害は脳血管障害の後遺症として生じることが多い．そのため常用薬として，抗血小板薬やワーファリン®などの出血傾向を強める薬剤を服用していることが多い．常用薬の調査を必ず行い，観血的処置時の止血には十分な注意が払われるべきである．

4) 口腔ケア時の注意点（図10）[31]

口腔ケアという言葉には注意が必要である．本来は，「口腔ケア＝口腔清掃」ではなく，この言葉は包括的な意味合いを持ち，口腔の疾病予防の総称であると考えられる．現在一定の定義はないが，植田は，脳卒中患者の口腔ケアの定義を「脳卒中患者の口腔衛生管理および円滑な食事摂取のために，本人の機能・形態面，能力面，および心理面にアプローチすること」としている[32]．そのため，ここで用いる「口腔ケア」という用語は狭義の口腔ケアであり，「口腔衛生管理」と同義であると考えていただきたい．

誤嚥のリスクを考慮すると，在宅訪問歯科診療において，摂食・嚥下障害患者に対し歯科処置を行う場合には，その前後の口腔ケアが非常に重要となる．特に処置前の口腔ケアは念入りに行うべきである．では以下に，摂食・嚥下障害患者に対し口腔ケアを行う際の注意すべき点をあげる．

(1) 口腔ケア前の確認事項
・声かけを行い，なるべく覚醒した状態でケアを行う
・ケア当日の患者の状態をチェックする（顔色，呼吸状態，体温，パルスオキシメータなど）
・摂食・嚥下障害が重度で，経管栄養にて対応している患者の場合は，胃食道逆流を誘発しないよう経管栄養終了後 30 分は空けるようにあらかじめ訪問時間を設定し，口腔ケアを行う

(2) 口腔ケア時の体位
・患者にとって苦痛ではない体位が前提条件
・唾液や含嗽の際に水を誤嚥しない姿勢
　座位保持可能：座位で，やや頸部前屈させた姿勢でケアを行う
　座位保持不可：セミファーラー位で，頭の下に枕を入れ，舌が地面と平行になるよう頸部前屈させる．片麻痺がある場合は患側を向かせる．こうすることで健側に唾液などが溜まり，吸引しやすい．褥瘡などのため側臥位しかとれない場合も，健側を下にすると吸引しやすい

(3) 口腔ケア中の注意事項
・スポンジブラシの水はよくしぼって使用する
・吸引器を使用し，こまめに貯留した唾液などを吸引．使用の必要がなくても，常に使用できる状態にしておく．吸引器が用意できない場合はこまめにガーゼやスポンジブラシで拭き取る

(4) 含嗽に関して
・含嗽ができるか評価する．指示が入る（こちらの意図を理解し，実行する能力があるかどうか）か，口唇閉鎖できるか，口に水を貯めてぶくぶく嗽ができるかをみる．まず少量の水で試し，吐き出せるかどうかを評価する．発声させ嗄声がないか調べる
　含嗽可能：頸部を後屈させずに含嗽できるよう自助具を使用する（摂食訓練参照）口唇閉鎖のみできない場合は，非麻痺側手で口唇を押さえさせる．口腔内に水を溜めたまま止まってしまう場合は，ぶくぶく嗽し吐き出すように指示を入れる．それでも出せない場合は口腔内に指を入れ，口角を下方に引張り吐き出させる
　含嗽不可：口腔内洗浄を行う（図 11）．麻痺側上顎臼歯からシリンジ，もしくは楽のみなどで水を流す．その後吸引器でしっかりと吸引する．吸引器がなくても座位がとれる場合は，開口させ指で健側の口角を広げ，しっかりと吐き出させる

(5) 口腔ケア後の確認事項
・口腔ケア終了後の患者の状態をチェックする（顔色，呼吸状態，体温，動脈血酸素飽和度，嗄声はないかなど）

III. 在宅における危機管理

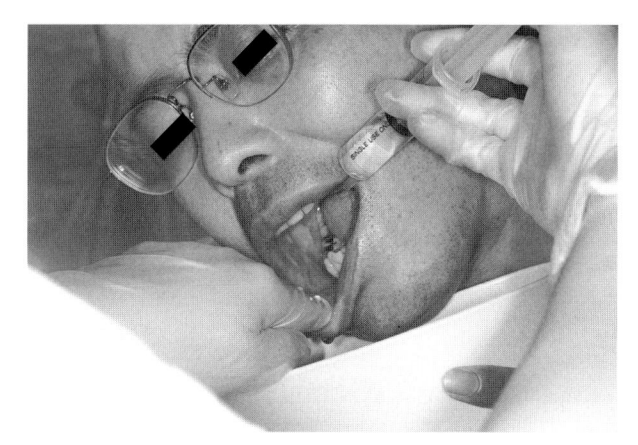

図 11 口腔内洗浄の様子

6. 嚥下障害患者への補綴的アプローチ

口腔期，特に舌運動が不良な嚥下障害患者に対し，補綴的アプローチが有効な場合がある．もちろん歯の欠損がある場合，その空間に食物が残留しやすく，義歯などの補綴処置を行うことで改善することもあるが，それに加えて特殊な形態を持つ補綴物である歯科補装具がある．

舌の運動障害や比較的大きな（25％以上）欠損を伴う患者，両側の舌下神経麻痺のある神経疾患，および鼻咽腔閉鎖機能不全などを原因とする摂食・嚥下機能障害に対処するための，代償的な歯科補綴装置のことである．大別して舌接触補助床（Palatal Augmentation Prosthesis＝PAP）と軟口蓋挙上装置（Palatal Lift Prosthesis＝PLP）に分けられる．いずれも適応，作成法などは試行錯誤の段階で，今後の研究が待たれるところである．

1) 舌接触補助床（Palatal Augmentation Prosthesis＝PAP）
(1) PAPの基本的な考え

舌の欠損や舌運動の麻痺により，口腔から咽頭への食塊送り込み不全が認められる症例に使用する．舌が口蓋に接触できないために，食塊の咽頭への送り込みが不全となるのである．その点を考慮し，この補装具は"舌が上がらないのならば口蓋を下ろそう"という理念で設計されている．形態上の特記すべき点は，床の口蓋部を通常の義歯よりも厚くする点である．嚥下時の舌と口蓋との接触を補助し，摂食時の食塊の移動やコントロール，および口腔における食塊の送り込み効率の向上を期待する．舌接触補助床作成時は，まず口蓋床を作成し，ついでこれを装着した状態で嚥下させ，舌と口蓋が接触していない部分をチェックして，当該部分を厚くする．

舌の運動機能の改善がみられた場合には，それに伴い口蓋部を徐々に薄くしていくことが望ましい．製作時期は，嚥下動作の悪い習慣を獲得する前，例えば術後患者であれば4～6週間以内が妥当である．舌の悪習癖がある場合には舌接触補助床を装着した状態で，その習癖を取

り除く訓練を行うべきである．

(2) PAPの作成法

いくつかの方法があるようだが，ここでは筆者が実際に行っている方法を紹介する．

① 口蓋床の作製

まずPAPの基部を作製する．歯の残存している患者は口蓋床を，歯牙欠損のあるものは上顎部分床義歯，上顎総義歯を作製する．部分床義歯の場合，口蓋面を広く覆うように床形態を大きめに設定する必要がある．

② 舌運動の機能印象

アルギン酸印象材の粉末や義歯適合試験材を用いて口蓋床と舌の接触部位，非接触部位をチェックする．それを目安に口蓋部に材料を盛っていく．口蓋部に盛る材料は何でもよいと思うが，当院では粘膜調整材（ティッシュコンディショナーなど）を利用している．調整が行いやすいことと，PAPの口蓋部の厚みを決定後，即時に使用できるというメリットを持っているためである．粘膜調整材を固めに練和し，適量口蓋床に盛る（VFが可能ならば，嚥下時の舌と口蓋の距離を参考にするとなおよい）．このときに柔らか過ぎたり，過量に盛ると材料を誤嚥させてしまう危険性があるため注意が必要である．粘膜調整材が硬化する前に舌の可動域を印記させる．空嚥下を命じ印記するのだが，嚥下反射が生じにくい場合は前述のK-pointを利用して印記させる．

③ 食物通路の付与

舌運動の印記をさせただけの形態では，嚥下時に食塊がつぶれて広がるだけである．エコー所見を参照（図12）すると理解しやすいのだが，正常人においては嚥下時に舌背中央部に陥

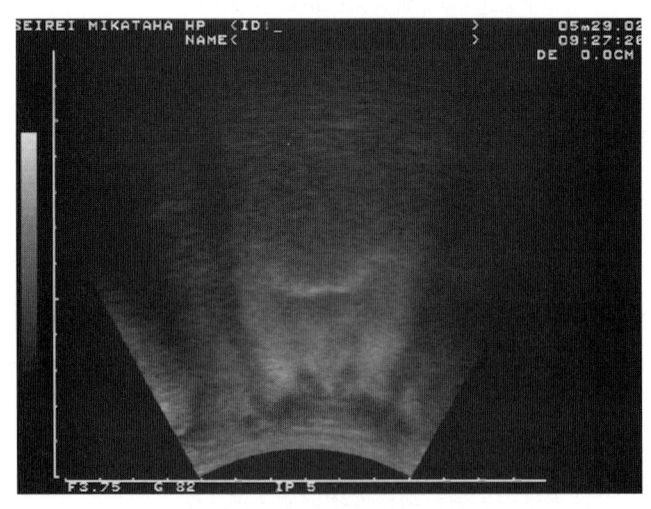

図12 嚥下時のエコー
前額断，舌背部中央に陥凹がみられる

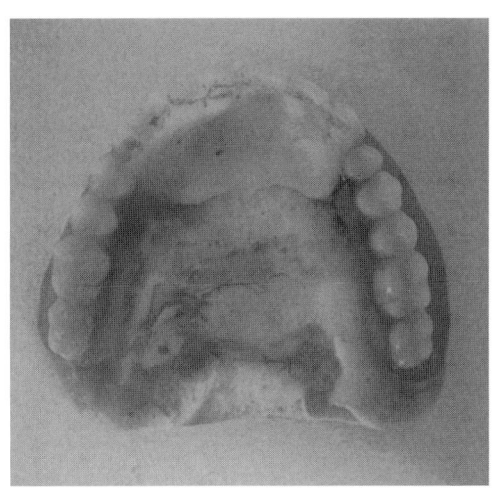

図 13 PAP
粘膜調整材にて機能印象し，形態を決定する

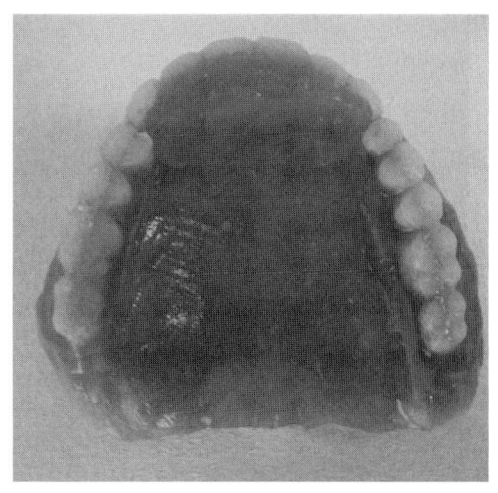

図 14 PAP完成形
粘膜調整材をレジンに置換する

凹が形成される．この動きには食塊を凝集させる作用がある．舌の運動不全や麻痺がある場合はこの陥凹が形成されないことが多い．そのため，粘膜調整材の印記面，口蓋部に1〜2 mm程度の溝を付与し食物の通路とする．この通路の位置は舌の可動域によって左右に移動するため，実際に摂食させながら調整を行うことが望ましい（図13）．

④ 粘膜調整材をレジンに置換する

当病院では実際に使用させ，数回調整を行い，最終的な形になった時点でPAPの複製を作製している．一方は粘膜調整材をレジンに置換し，もう一方はその技工作業の間使用してもらうようにしている．PAPがないと摂食嚥下能力が著しく低下する患者もおり，そのような患者にとっても摂食は毎日のことであるため，複製を作製している（図14）．

2）軟口蓋挙上装置（Palatal Lift Prosthesis＝PLP）

(1) PLPの基本的な考え

従来，軟口蓋挙上装置は，軟口蓋の運動障害による鼻腔閉鎖不全が認められる患者に対して用いられる装置として作成されてきた．床の口蓋部後縁より軟口蓋挙上子を延長して作成する．軟口蓋挙上子により作為的に軟口蓋を挙上して，構音時，嚥下時の鼻咽腔の閉鎖を図る．本装置の目的は構音機能の回復が主眼と考えられてきたが，最近では挙上子の形態を工夫することによって嚥下機能の改善も同時に図れることが報告されている．

ただし，発音時の舌運動とは異なる嚥下時の舌運動を妨げないように，装置を調整することが必要な場合もある．本装置の装着は即時的効果を持つ．その長期装着による効果も報告されており，軟口蓋挙上子の刺激が知覚を賦活すると考えられている．本装置は機械的に軟口蓋を挙上するために，通常の義歯よりも外れやすい．そのため，少なくとも両側に歯が残っている

製前に患者の摂食嚥下能力をよく把握し，適応症かどうかをしっかりと評価しなければならない．また，当院ではST（言語聴覚士）と連携し構音の評価をしながらPAP，PLPの形態を調整している．STに限らず，他職種との連携は重要で，特に在宅訪問歯科診療の現場では医師，看護師，ヘルパーらと密な連絡を取ることが非常に重要である．

症 例

以下にいくつかの症例を紹介する．PAP，PLPの症例については入院期間中に処置を行った症例であるが，在宅訪問歯科診療にも応用することができると考えられる．

症例1．多数歯の脱灰から胃食道逆流を発見し，医科を受診させた1例

80歳，女性．原疾患は脳幹部脳梗塞．現在の摂食状態は，ミキサー食．

う蝕を主訴として，在宅に往診を行った．診察したところ，歯はう蝕ではなく，一様に脱灰していたため，胃食道逆流が疑われた．家族に問診したところ，最近嘔吐をくり返すようになり，やせてきたとのことであった．そのため，医科受診を勧め，VFを施行してもらったところ，下食道括約筋の弛緩障害を原因とする胃食道逆流と診察され，入院し現在加療中である．

症例2．在宅において，摂食・嚥下障害をスクリーニングテストにより発見し，医科を受診させた1例

83歳，女性．痴呆症．現在の体調は問題ないとのことだが，歯石除去を行って欲しいとのことで，3カ月に1回程度在宅に往診していた患者．現在の食物形態は，軟菜程度の常食．除石処置中に，むせなどの症状は認めていなかった．定期的な歯科治療により，口腔内清掃状態は良好であった．

一年間ほど口腔清掃目的で，在宅に往診し，歯科治療を行っていたが，ある日，最近倦怠感があり，食欲がなくなってきたとの訴えがあった．口腔清掃後に，パルスオキシメーターを装着させて，改訂水飲みテストと食物テストを行った．食物テストは良好であったが，改訂水飲みテストにてむせはないものの，湿性嗄声を認め，パルスオキシメーターの低下が認められたため，不顕性誤嚥の存在が疑われた．

医科にてVFを行ったところ，ゼリーの嚥下は良好であったが，水分の不顕性誤嚥が認められ，咀嚼を要する被験物にて咽頭残留が認められた．また，胸部エックス線像にて，肺浸潤影が認められ，誤嚥性肺炎の可能性が疑われた．そのため，栄養摂取は経管栄養に変更となり，現在肺炎の加療中である．

症例3．球麻痺患者にPAPを作製し，効果のみられた1例（図20）

53歳，男性．延髄外側血管芽腫術後球麻痺．

III. 在宅における危機管理

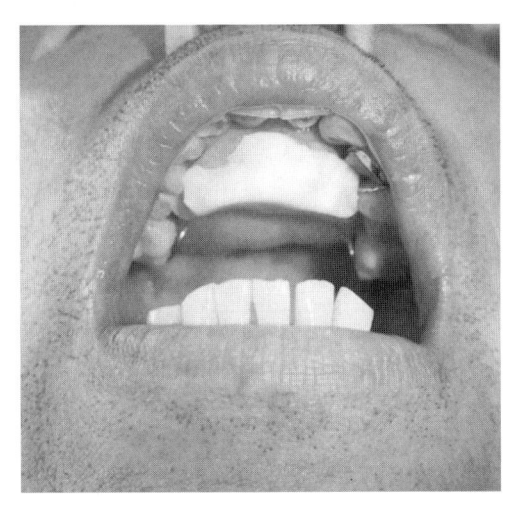

図 20　PAP
口腔内装着時

口腔内所見で高口蓋と舌萎縮あり．
6|6 健全歯，8̄|5̄ は健全歯で義歯は所有していない．
バルーン法による嚥下訓練で咽頭通過は改善したが，舌の麻痺により，食塊形成や送り込み困難と咽頭収縮不良があった．唾液の嚥下が困難で湿性嗄声があり，下顎の運動で代償困難な /s/ と /ʃ/ が不明瞭で会話明瞭度 3．
方法：摂食・嚥下能力改善のみではなく，構音改善の効果を持たせることを目的にしたPAPを作製した．まず上顎レジン床に粘膜調整材を盛り，舌の可動域を印記したのち口蓋中央部を一層削除し食物の遁路を付与した．/s/, /ʃ/, /t/ などの構音改善目的で，患者に構音させながら最も明瞭となるように ST が高さを調節するという方法で口蓋前方および後縁に隆起部を作製した．PAP 装着で捕食から嚥下までの時間の短縮と，嚥下回数の減少，口腔内残留と咽頭残留の減少など嚥下機能の改善が得られた．その結果をグラフおよび図に示す（図21〜29）．また，構音の改善とともに唾液の嚥下が容易になったことで湿性嗄声がなくなったことも加わり，会話明瞭度は 1 に近い 2 に上がった．

症例 4．仮性球麻痺患者に PAP を作製し，効果のみられた 1 例（図 30）
75 歳，男性．26 年前脳梗塞，8 年前脳出血で仮性球麻痺．
上下無歯顎で総義歯使用．
昨年 8 月に当院で嚥下訓練を受けて経口摂取が可能となって自宅退院したが，肺炎を起こし 10 月以降胃瘻からの補助栄養のみとなっていた．今回再び経口摂取を目的に入院．VF にて食塊形成，送り込み不良の他に咽頭収縮不良が観察された．会話明瞭度は 3 で特に /k/ /s/ /t/ などの舌音が不明瞭．

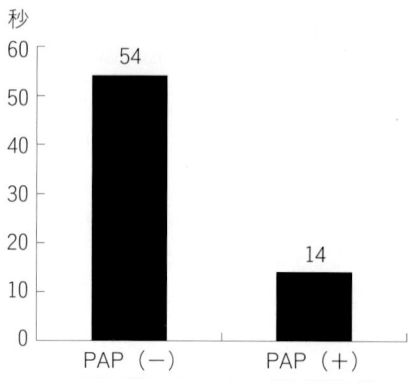

図21 4 ml ヨーグルト状トロミを嚥下するまでに要した時間の比較

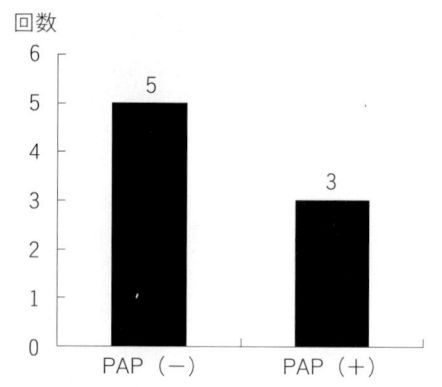

図22 4 ml ヨーグルト状トロミを嚥下するまでに要した回数の比較

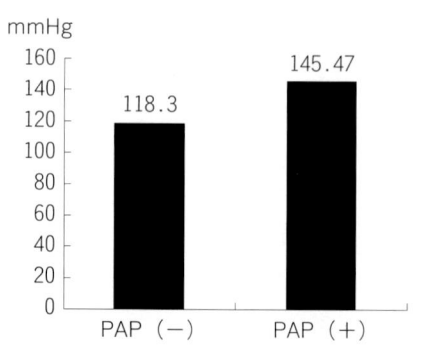

図23 4 ml ヨーグルト状トロミ嚥下時の舌根部嚥下圧

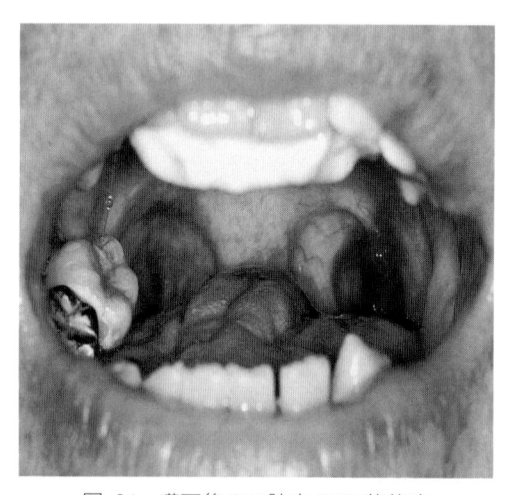

図24 嚥下後の口腔内 PAP 装着時

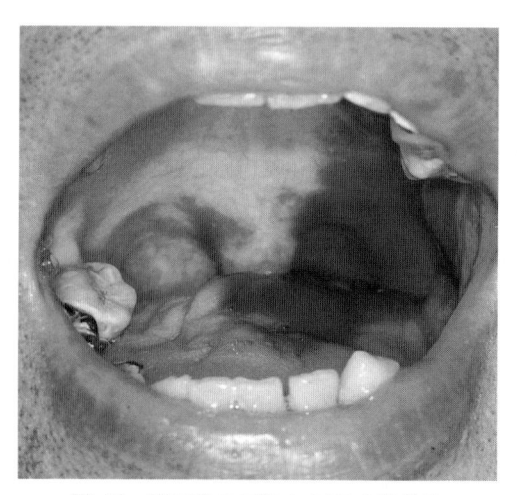

図25 嚥下後の口腔内 PAP 非装着時

III. 在宅における危機管理

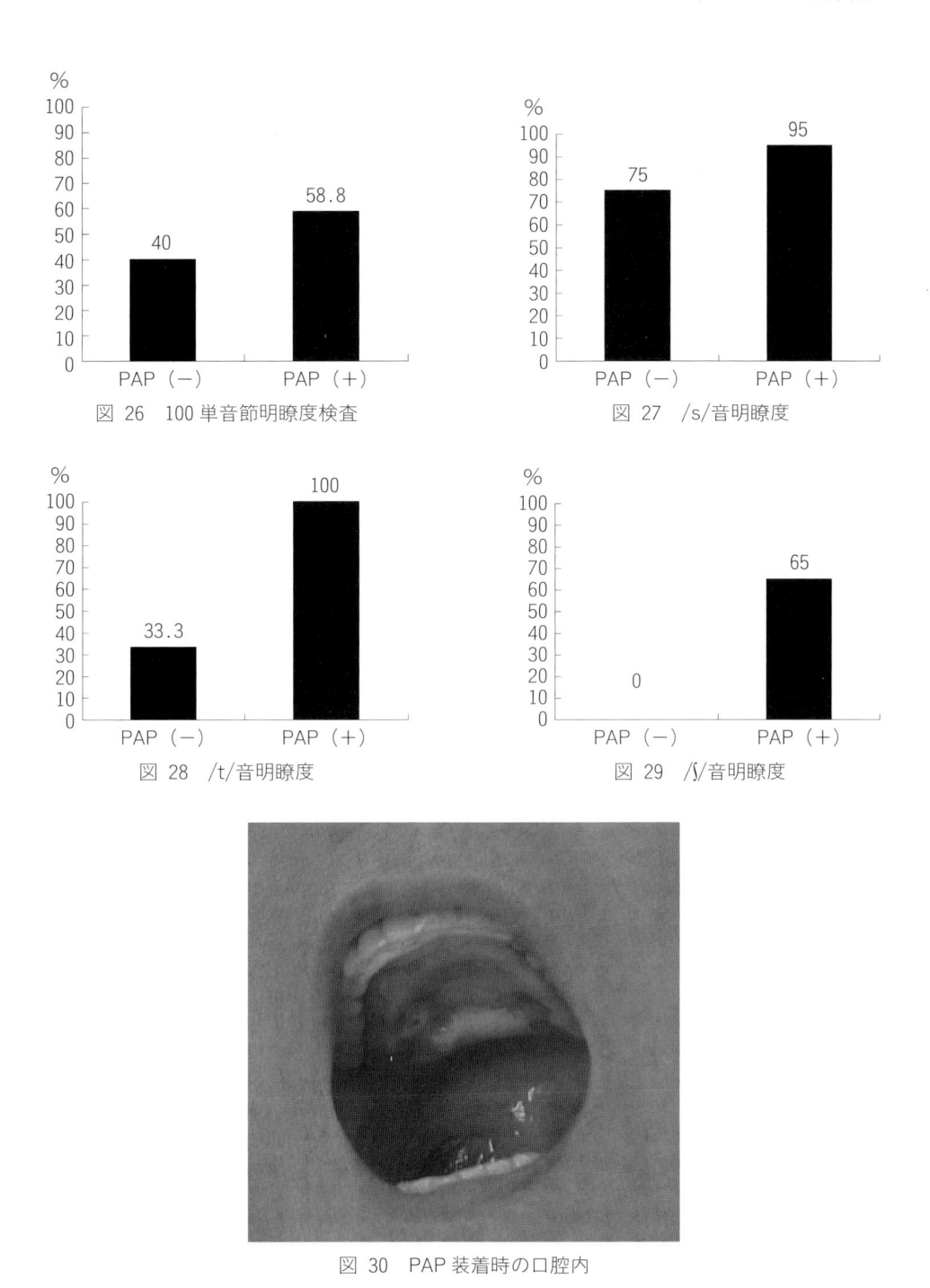

図 26　100単音節明瞭度検査
PAP（−）: 40　PAP（＋）: 58.8

図 27　/s/音明瞭度
PAP（−）: 75　PAP（＋）: 95

図 28　/t/音明瞭度
PAP（−）: 33.3　PAP（＋）: 100

図 29　/ʃ/音明瞭度
PAP（−）: 0　PAP（＋）: 65

図 30　PAP装着時の口腔内

　方法：上顎総義歯に粘膜調整材を盛り，K-point 刺激にて嚥下反射を起こさせ舌の可動域を印記し，食塊を舌中央部に集める目的で口蓋中央部を一層削除した．構音改善目的でSTが構音させながら，上顎前歯部口蓋側に厚みをもたせ，後縁に隆起部を作製した．

PAPを作製して訓練をした結果,咽頭への送り込み,喉頭挙上,咽頭収縮が改善し,梨状窩の残留が減少した.1カ月後,嚥下食Ⅱまでの経口摂取が可能となり会話明瞭度も2にアップし,自宅退院となった.現在までのところ肺炎は起こしていない.

症例5. 球麻痺患者にPLPを作製し,効果のみられた1例
72歳,男性.原疾患は球麻痺(ワレンベルグ症候群).
現在の摂食状態は経管のみ.
軟口蓋麻痺がみられる.
歯の残存状態は,|1－3　7－3|下顎は無歯顎.
治療・訓練前
摂食・嚥下障害を評価するためにVFを行ったところ,液体嚥下時の誤嚥と,軟口蓋麻痺による鼻腔への逆流がみられた.また,嚥下反射の遅延と食道入口部開大障害がみられ,食物形態効果は確認されなかった.不顕性誤嚥はなく,軟口蓋麻痺により開鼻声が存在した.
嚥下反射の改善を目的とした,アイスマッサージ,食道入口部開大を目的とした,バルーン訓練法,頭部挙上訓練を中心として基礎訓練を行った.また,軟口蓋麻痺による,鼻腔への逆流,開鼻声の改善を目的として,PLPを作製した.栄養摂取は間歇的経管栄養とした.
治療・訓練経過
2週後,訓練効果の確認を目的としてVFを撮影した.PLPの即時効果により,鼻腔への逆流はみられなかった.嚥下反射と食道入口部開大の改善が確認され,少量のゼラチンゼリー,トロミ液では誤嚥がなかった.液体嚥下では誤嚥がみられたが,不顕性誤嚥はなかった.
食物形態効果が確認されたため,上記の間接訓練に加えて,ゼラチンゼリー,トロミ液の嚥下を中心とした,摂食訓練を開始した.しかし,栄養摂取は依然として間歇的経管栄養を中心とした.
さらに2週後,再び訓練効果の確認を目的として,VFを撮影した.多量の液体にて誤嚥は認めたものの,嚥下反射,食道入口部開大障害はさらに改善し,ゼラチンゼリー,トロミ液および少量の液体嚥下では誤嚥を認めなかった.PLPの長期的効果によるものか,疾患の回復によるものかの判断はつかないが,軟口蓋麻痺の改善が認められ,開鼻声の回復と,嚥下時の鼻腔への逆流の減少が認められた.PLPのコピーから,通常の形態の暫間的義歯を作製した.しかし,PLPの長期的効果を期待して,通常の義歯との併用をさせた.基礎訓練としてのアイスマッサージとバルーン訓練は自立して行うようにしてもらった.栄養摂取は間歇的経管栄養から,嚥下食Ⅰへと移行し,パルスオキシメータを装着した状態で摂食させた.
さらに1週後,再びVFを撮影した.多量の液体では依然誤嚥を認めたが,少量の液体,ゼラチンゼリー,トロミ液では誤嚥を認めなかった.PLPを装着しなくても,開鼻声と鼻腔への逆流は認められなかったため,摂食状態を嚥下食Ⅲにアップさせた.しかし,水分はトロミ

をつけて摂取とした．

現在，食事はすべて経口で，嚥下食Ⅲ，水分はトロミにて摂取となった．PLPは現在使用せず，通常の義歯を使用している．

症例6．仮性球麻痺患者にPAP＋モバイル型PLP（Fujishima type）を使用し，構音・嚥下の改善がみられた1例（図31〜36）

69歳，男性．多発性脳梗塞による仮性球麻痺．重度の構音障害および嚥下障害がみられる．当施設での訓練前は胃瘻，経管栄養のみ．前施設にて基礎訓練のみを行っていた．

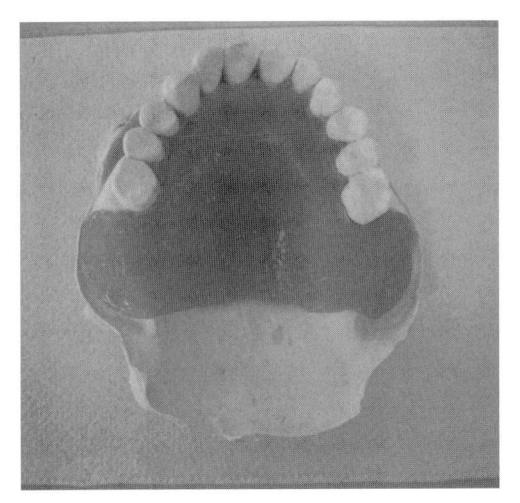

図31 基礎床

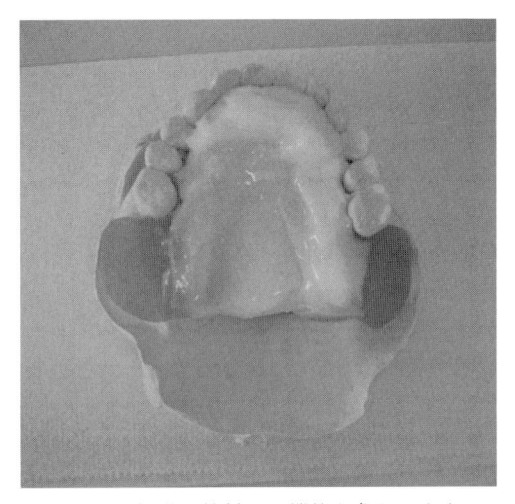

図32 粘膜調整材にて機能印象しできあがったPAP

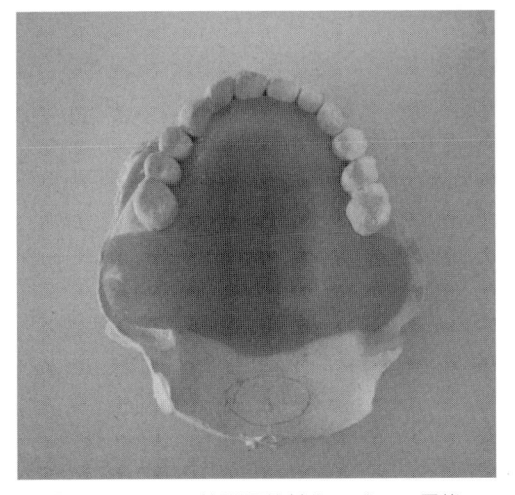

図33 PAPの粘膜調整材をレジンに置換

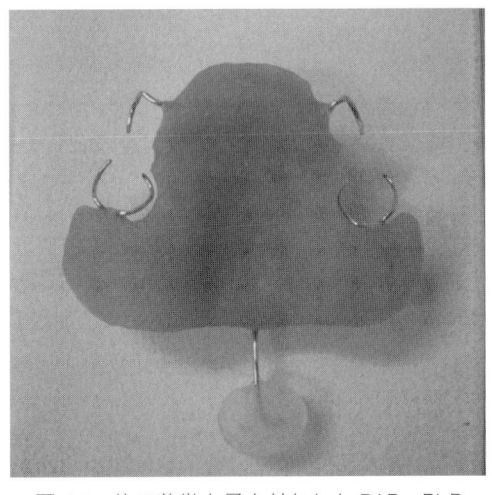

図34 軟口蓋挙上子を付与したPAP，PLP

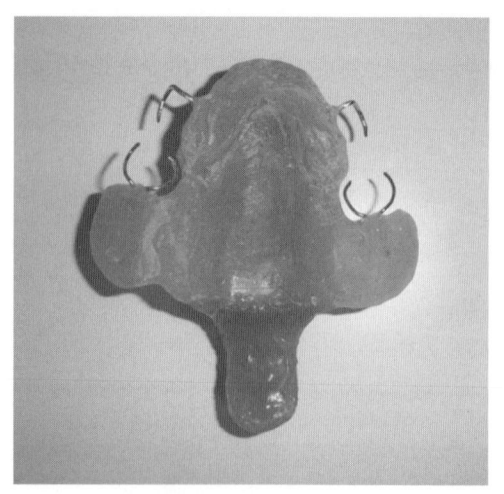

図 35 軟口蓋挙上子をモバイル型に置換した PAP, PLP

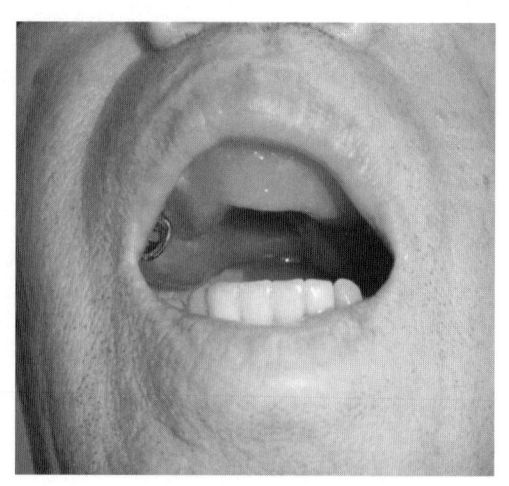

図 36 PAP, PLP モバイル装着時の口腔内

摂食・嚥下障害の評価のため VF 施行．口腔期の障害が強くみられ，舌による咽頭への送り込みが非常に悪かった．そのため，嚥下のタイミングがずれてしまい，誤嚥がみられた．奥舌にゼラチンゼリーを入れて咽頭に流し込んでも残留がみられた．奥舌に食塊を置き，K-point 刺激にて送り込み，嚥下反射と一連の動きをすると，反射の遅れや残留はなかった．その結果 ST 介助，K-point 刺激で嚥下食Ⅰにて摂食訓練（30°頸部前屈，頸部右回旋）を行い，それと同時に構音訓練，PAP 作製を開始した．PAP 完成後嚥下食Ⅱに条件をアップした．PAP の装着感にも慣れ，装着すると食べやすいという感想が聞かれる．この時点で K-point 刺激がなくても嚥下反射が起こるようになってきた．当初から開鼻声があったため，PAP にモバイル型 PLP を付加し，構音改善を図った．ブローイング時間は開鼻で 0 秒，閉鼻で 7 秒だったが，PLP 装着で 3.7 秒となった．以後 /p/ の構音訓練が可能になった．また，PAP 上顎前歯部口蓋側面に隆起部を付与し，/n/ の構音訓練が可能となった．会話明瞭度が 5 から 4 へ上昇するとともに，訓練効果により摂食・嚥下能力が改善していき，最終的に嚥下食Ⅲを 3 食，45°頸部前屈，右頸部回旋で自力摂取となり，胃瘻は使用していない．

症例 7. 義歯不適合と嚥下障害

84 歳．女性．脳梗塞の既往があり，左片麻痺．上顎は無歯顎で総義歯使用．下顎は $\overline{3+3}$ 残存で部分床義歯使用．最近摂食時にうまく噛めないとの訴えで，在宅に往診．患者本人および家族から義歯不適合との訴えがあった．義歯の適合状態はやや不良であったため，咬合調整したのち裏装を行った．その結果，適合・咬合状態は改善されたが，依然として食べにくいとの訴えがあった．どのように食べにくいのかを詳しく聞いたところ，口腔内に食塊がいつまでも残り，食事に時間がかるとのことであった．問診表を使用し，問診をやり直したところ嚥下

障害ありと判定された．舌の動きが悪く，口腔期に問題があった．実際の摂食風景をみると，きざみ食で，一口量が多く，さらに嚥下反射が生じる前に次々と口腔内に詰め込むため，口腔内に食塊が貯留し続けているということが観察された．そのため摂食指導を行った．食形態をきざみ食から嚥下食Ⅲに変更し，さらに一口量を少なくするため，スプーンを小さいものにしてもらった．摂食時には介護者を同席させ，次々食物を詰め込まないよう監視させた．その結果，食事時間は短縮した．

　以上に述べたように，在宅における訪問歯科診療の対象となる高齢者は摂食・嚥下障害の可能性を常に念頭において対処しなければならない．また，ここで触れた摂食・嚥下障害の評価法，口腔ケアの方法，機能訓練法，われわれ歯科医師としてのさまざまなアプローチは，いずれも著者らが日常実際に行っている内容である．在宅高齢者の安全な歯科治療を遂行するうえで，少しでも参考となれば幸いである．

文　献

1) Ekberg O, Feinberg MJ：Altered swallowing function in elderly patients without dysphagia：radiologic findings in 56 cases, Am J Roentogenol 156：1181〜1184, 1991.
2) Sheth N, Diner W：Swallowing problems in the elderly, Dysphagia 3：209〜215, 1988.
3) Scannapieco FA：Role of oral bacteria in respiratory infection, J Periodontol 70：793〜802, 1999.
4) 藤島一郎：脳卒中の摂食・嚥下障害，第2版, 3, 医歯薬出版，東京, 2001.
5) 日本嚥下障害臨床研究会：嚥下障害の臨床　リハビリテーションの考え方と実際，第1版, 94, 医歯薬出版，東京, 1998.
6) 聖隷三方原病院嚥下チーム：嚥下障害ポケットマニュアル，第1版, 24, 医歯薬出版，東京, 2001.
7) 大熊るり，藤島一郎，他：摂食・嚥下障害スクリーニングのための質問紙の開発，日摂食嚥下リハ会誌 6：3〜8, 2002.
8) 聖隷三方原病院嚥下チーム：嚥下障害ポケットマニュアル，第1版, 28, 医歯薬出版，東京, 2001.
9) 小口和代，他：機能的嚥下障害スクリーニングテスト「反復唾液のみテスト」(the Repetitive Saliva Swallowing Test：RSST) の検討　(1)　正常値の検討，リハ医学 37(6)：375〜382, 2000.
10) 小口和代，他：機能的嚥下障害スクリーニングテスト「反復唾液のみテスト」(the Repetitive Saliva Swallowing Test：RSST) の検討　(2)　妥当性の検討，リハ医学 37(6)：383〜388, 2000.
11) 窪田俊夫，他：脳血管障害における麻痺性嚥下障害；スクリーニングテストとその臨床応用について，総合リハ 10：271〜276, 1982.
12) DePippo KL, et al.：Validation of the 3-oz water swallow test for aspiration following stroke, Arch Neurol 49：1259〜1261, 1992.
13) Gordon C, et al.：Dysphagia in Acute Stroke. BMJ 295：411〜414, 1987.
14) 才藤栄一：統括研究報告．平成13年度厚生省厚生科学研究費補助金　長寿科学研究　平成13年度研究報告（長寿科学研究費中央事務局），1〜17, 2002.
15) 向井美惠：フードテストおよび咬合状態とVF検査結果との関連（才藤栄一主任研究者），平成10年度厚生省・老人福祉に関する調査研究等事業（摂食・嚥下障害高齢者に対する栄養摂取のあり方に関する研究），65〜76, 1999.

16) 向井美惠：非VF系評価法（フードテスト）の基準化（才藤栄一主任研究者），平成11年度長寿科学総合研究事業報告書（摂食・嚥下障害の治療・対応に関する統合的研究），43～50, 2000.
17) Langmore SE：Predictor of Aspiration Pneumonia：How is Dysphagia, Dysphagia 13：69～81, 1998.
18) 千野直一，金子芳洋，他：摂食・嚥下リハビリテーション，第1版，171～175, 医歯薬出版，東京，1998.
19) 水野雅康，才藤栄一，奥井美枝，他：スクリーニング的レントゲン検査法の検討—造影剤嚥下前・後レントゲン像とvideofluorography所見との比較—（才藤栄一主任研究者），平成10年度厚生省・老人福祉に関する調査研究等事業（摂食・嚥下障害高齢者に対する栄養摂取のあり方に関する研究），39～50, 1999.
20) 塚本芳久，榊原彰夫，他：高齢嚥下障害者のリハビリテーションにおけるスクリーニング検査—咳テスト，嚥下前・後レントゲン検査，Face Scaleについて—（才藤栄一主任研究者），平成10年度厚生省・老人福祉に関する調査研究等事業（摂食・嚥下障害高齢者に対する栄養摂取のあり方に関する研究），31～37, 1999.
21) 聖隷三方原病院嚥下チーム：嚥下障害ポケットマニュアル，第1版，29～34, 医歯薬出版，東京，2001.
22) 藤島一郎監修：嚥下障害ビデオシリーズ ⑦ 嚥下造影と摂食訓練，医歯薬出版，東京，2001.
23) 聖隷三方原病院嚥下チーム：嚥下障害ポケットマニュアル，第1版，34～37, 医歯薬出版，東京，2001.
24) 藤島一郎監修：嚥下障害ビデオシリーズ ① 嚥下のビデオ内視鏡検査，医歯薬出版，東京，2001.
25) 千野直一，金子芳洋，他：摂食・嚥下リハビリテーション，第1版，105～107, 医歯薬出版，東京，1998.
26) 才藤栄一，向井美惠，半田幸代，藤島一郎：JJNスペシャル 摂食・嚥下リハビリテーションマニュアル，55～67, 医学書院，東京，1996.
27) Kojima C, Fujishima I, Ohkuma R, et al.：Jaw Opening and Swallow Triggering Method for Bilateral-Brain-Damaged Patients：K-Point Stimulation, Dysphagia 17：273～277, 2002.
28) 新村紀子：かむのむ食べるトレーニング，BRAIN NURSING 17(9)：894～897, 2001.
29) 藤島一郎，高橋博達，薛 克良，稲生 綾：嚥下障害のスクリーニングテスト，臨床リハ 11(9)：790～796, 2002.
30) 藤島一郎：よくわかる嚥下障害，第1版，165, 永井書店，大阪，2001.
31) 藤島一郎，藤谷順子：嚥下リハビリテーションと口腔ケア，146～150, メヂカルフレンド社，東京，2001.
32) 植田耕一郎：脳卒中患者の口腔ケア，第1版，7, 医歯薬出版，東京，1999.
33) 片桐伯真，藤島一郎，松井 忍，他：モバイル軟口蓋挙上装置（Fujishima type）の有効性について，日摂食嚥下リハ会誌 5：231, 2001.

IV 口腔がんと嚥下障害

はじめに

　口腔は咀嚼，嚥下，味覚，呼吸などの各機能と顔貌の構成などの審美的要素を併せ持ち，人間が生活するうえでなくてはならない役割を演じている．しかし，ひとたび口腔がんに罹患し治療が開始されると，がんという疾患の性質上，根治的な治療が要求されることから，少なからずこれらの機能に影響が生じ，患者は身体的，精神的なダメージを受けざるを得ない[1]．尾崎ら[1]は口腔がん患者がその治療後に訴えた障害で最も多かったのは，咀嚼・嚥下障害であると報告している．その他に，この報告では形態異常や言語障害に関する訴えが高率で回答されており，口腔がんに対する治療は患者のQOLに大きな影響を与えていることが予想される．近年，口腔がんの治療は腫瘍の制御や患者の延命率に加え，治療後の日常生活の向上を目的に，術後の機能を重視した手術法の提案やリハビリテーションについての論議が盛んになっている[2]．

　口腔がんの治療を受けた患者は術後に経口摂取へ向けての機能回復が図られ，さらに，よりよく食べるための機能の獲得を目指す．このためには，術前から術直後，その後のフォローアップ期にかけての継続的かつ系統的な関わりが必要になる．特にこれらの関わりはリハビリテーション担当医ばかりでなく，手術担当医，看護師，言語聴覚士，歯科衛生士，栄養士，その他のスタッフによるチームアプローチが必要となる．本章では口腔がん治療によって生じる摂食・嚥下障害を中心に食に関する問題を捉え，包括的な関わりについて述べていく．

口腔がんとは

　口腔がんは悪性腫瘍のうちわずかに数％であり，比較的発症率の低いものである．口腔がんにおける原発部位別頻度は，舌が最も多く（30.5％），ついで下顎歯肉（16.4％），口底（9.6％），上顎歯肉（8.3％）となっている[3]．口腔がんの治療は手術療法が主体となり化学療法，放射線療法の組合せによって行われる場合が多い．この際，切除される原発病巣や所属リンパ節の存在する器官が嚥下に深く関わることから，治療後の後遺症として嚥下障害が生じる場合が多い．さらに，脳血管障害に起因する嚥下障害とは，その病態においてさまざまな面で異なるがゆえに，その対応に考慮が必要となる．また，平均寿命の伸展により口腔がんの発症年齢の高齢化が進み，さらに，従来，手術不能とされていた症例に対しても，再建術の進歩などによって積極的に手術が行われるようになっていることから考えると，術後に嚥下障害を合

併するケースや嚥下障害が遷延化するケースがより増えてくることも予想される．

口腔がん術後に生じる摂食・嚥下障害の特徴

　嚥下障害を引き起こす疾患の中で，最も頻度の高い疾患は脳血管障害である．脳血管障害の後遺症として起こる嚥下障害と口腔がん術後に生じる嚥下障害とは病態がさまざまな面で異なり，その対応を考慮しなければならない．

1. 器質性嚥下障害と運動障害性嚥下障害の混在

　口腔がん術後の嚥下障害は，器質性嚥下障害と運動障害性嚥下障害[4]が混在するものとして扱う必要がある．腫瘍の切除によって失う口腔は，いわば摂食・嚥下器官そのものである．例えば上顎がんによる上顎の除去は口腔と鼻腔の交通につながり，食物の鼻腔への流入，嚥下圧不足などにより，嚥下障害が生じる．また，舌がんによる舌の切除は舌の容積を減少させ，口腔内に死腔が生まれる．これにより，舌により発揮されるべき，口蓋や咽頭後壁に対しての十分な嚥下圧の形成が困難になる．つまり，食物の通過路の問題で生じるいわば器質性嚥下障害を呈する．

　一方，腫瘍の切除の際に嚥下に関与する神経や筋肉が合併切除されるために，嚥下に必要な器官に運動障害が生じ，運動障害性嚥下障害を呈する．顔面神経の損傷によって口唇の閉鎖不全が生じれば，捕食が困難になり，さらに咽頭への送り込みの際に口唇からの食物のこぼれがみられる．舌下神経が損傷すれば舌の運動が制限され，準備期，口腔期，咽頭期にそれぞれ問題を生じる．また，頸部郭清などによる舌骨上筋群の切除は嚥下の際の喉頭挙上に悪影響を及ぼす．器質性嚥下障害に対しては，顎補綴や舌接触補助床などによる補綴物によるアプローチが有効である場合が多く，運動障害性嚥下障害に対しては運動機能訓練が奏効する．これらのアプローチを有効に組合せたリハビリテーションプログラムの構築が必要となる．

2. 術前よりの障害予測[5]

　口腔がんの治療に際しては，原発腫瘍の位置や大きさ，また，リンパ節転移の有無や位置などによって治療方法が決定され，リハビリテーション担当医は切除範囲や放射線療法，化学療法の有無や時期などをあらかじめ知ることができる．そこで，治療後に生じる嚥下障害をある程度予測することができるといえる．これは，脳血管障害などの後遺症によって生じる嚥下障害との大きな相違点でもある．これにより，術前より患者に予想される障害について話し合い，さまざまな訓練を開始できる利点があるといえる．

3. リハビリテーションにおける運動機能訓練と代償法

　一般に，認知機能の低下はリハビリテーションにおける運動機能訓練や代償法の遂行に影響

IV. 口腔がんと嚥下障害

を与える．また，四肢，体幹の機能不全は嚥下の際の姿勢指導を行う上で問題となる場合が多い．しかし，口腔がん患者における嚥下障害患者は認知機能，ADL ともに正常な場合が多く，これらの遂行に支障をきたさず，リハビリテーションが行いやすい．

口腔がん患者の治療前管理

1. 嚥下機能評価の重要性

口腔がんの治療に際しては，その治療法を知ることでリハビリテーション担当医は治療後に生じる嚥下障害をある程度予測することができる．また，治療後に生じる嚥下障害はさまざまな因子によって修飾を受け，これにより，嚥下障害は重症化または遷延化する．そこで，治療前より嚥下障害を修飾するリスク因子の診断[5]を行うとともに，治療法を考慮したうえで嚥下障害の予測を行い，さまざまな訓練や指導を治療前より開始する必要がある．

さらに，これらの情報をもとに，治療法の選択や嚥下補助術，誤嚥防止術などの追加手術の提案にも活用されるべきである．また，時には術後の QOL を考慮し，根治を目的とした治療法を取らない選択肢を選ぶ必要性も生じる．

2. 嚥下障害のリスク因子

嚥下機能は他の機能と同様に中枢神経，末梢神経，筋などの生理学的側面，解剖学的側面すべての面において加齢変化を生じるが，他の機能に比べて比較的良く保たれているといわれている．これには，嚥下機能の加齢変化に対してさまざまな代償機能が働いているためとされているが，高齢者の場合，小さな病態が加わっても容易に嚥下障害が顕在化する可能性が高い．そこで，藤本ら[5]は患者の持つ嚥下機能に関する予備力の評価の重要性を述べ，術前に把握するべき嚥下機能を左右する因子をあげている（表1）[6]．

がんの発症年齢は脳血管障害をはじめとする嚥下障害を起こすさまざまな疾患の発症年齢とも一致するために，口腔がんの治療前より認められるこれら疾患による嚥下障害などは，手術を中心とした治療後の嚥下障害のリスク因子であると考える必要がある．さらに，患者の口腔や咽頭機能面のほかに，認知機能への考慮が重要となってくる．患者の認知機能は手術や長期にわたる入院治療によってさらに低下することも考えられる．認知機能は摂食・嚥下機能における先行期の重要な要素を占め，その低下は嚥下機能訓練の適応を狭める．さらに，食事の際の姿勢や嚥下の代償法を遂行させるうえで大きな支障となる．

3. 口腔ケア

口腔がんの治療に際し，術前より口腔衛生を改善し，歯周疾患やう蝕の治療などを行うことは，手術創部の感染，放射線治療や化学療法による口内炎を予防し，がん治療による合併症や後遺症の減少を目的とした支持療法として位置づけられている[7]．これらは，術前，周術期，

表 1　術前に把握したい嚥下機能を左右する因子

切除範囲	舌・中咽頭について
	可動部舌
	中咽頭（舌根，側壁，上壁）
	口腔底，頬粘膜
	下顎骨，舌骨上筋群
	舌下神経
	頸部郭清について
	一側か，両側か
	拡大全頸部郭清の場合，合併切除はどこまで必要か
	神経・筋群の温存がどこまで可能か
	顎二腹筋，茎突舌骨筋，深頸筋
	舌下神経，迷走神経（上喉頭神経・反回神経），横隔神経，顔面神経
背景因子	嚥下能力への加齢の影響
	放射線照射の有無
	脳血管障害の既往

（藤本保志，他：口腔・中咽頭がんのリハビリテーション，溝尻源太郎，他編著，p. 211，医歯薬出版，2000）

術後さらにリハビリテーション期の摂食・嚥下障害への対応に際しても重要となる．

● 口腔がんの治療の主な方法と嚥下障害 ●

　口腔がんの治療は手術療法が主体となり化学療法，放射線療法の組合せによって行われる．治療法はその腫瘍の大きさや存在する位置，がんの組織型などをもとに決定される．治療の主体は手術療法であり，化学療法や放射線療法はその補助的治療法として用いられる場合が多い．特に化学療法は腫瘍に対して根治を目的とするものではなく，手術療法前の腫瘍の縮小や所属リンパ節転移や多臓器への遠隔転移を予防するために用いられることが多い．放射線療法は腫瘍が小さい場合は根治的治療として用いられる．その他，手術前の腫瘍の縮小を目的とし，補助的に用いられる．また，頸部リンパ節への転移の予防にも用いられる．

　手術療法はがんの切除の際に安全域としてがんの周囲1〜2 cmの正常組織とあわせて切除される．これによって，舌に存在する腫瘍の切除の際に下顎骨がその切除範囲に含まれたり，下顎に原発したがんの切除に上顎が含まれたりすることがある．このように，単一臓器だけではなく，多臓器の切除が必要となる場合も多い．したがって，嚥下にとって重要な臓器や器官が切除範囲に含まれ，術後に嚥下障害を呈する場合が多くなる．

　さらに，所属リンパ節はがんの転移や転移の予防のために同時に切除される．この際，原発の腫瘍，安全域としての周囲正常組織，所属リンパ節が一塊として切除される．この際にも，嚥下に重要な筋肉などがリンパ節とともに，便宜的に切除されなければならない場合があり，嚥下障害の原因となる．

IV. 口腔がんと嚥下障害

1. 手術療法によって生じる嚥下障害

口腔の悪性腫瘍に対し手術を行った際には，原発腫瘍の切除や周囲の器官が合併切除される．これにより，直接食物の通過路である嚥下器官が欠損し，嚥下障害（器質性嚥下障害）が生じる．さらに，腫瘍，周囲器官の切除や頸部郭清によって嚥下運動に必要な神経や筋肉が切除または切離されることによって修飾（運動障害性嚥下障害）を受ける．また，気管切開の有無や皮弁採取の部位などさまざまな影響を受ける．

1) 原発巣に対する手術の影響

(1) 舌がん

舌がんの手術療法によって生じる嚥下障害は切除範囲，郭清範囲，手術法，周辺臓器の合併切除などによって影響を受ける．

① 切除範囲の影響

舌がんの場合，切除された範囲に応じて嚥下機能が低下する[8,9]（表2[10]，図1[11]）．腫瘍の大きさが比較的小さい場合，口内法による舌部分切除が行われる場合が多い．切除範囲が舌に限

表2 口腔癌手術（舌の切除）の定義

a．舌部分切除術：舌可動部の半側に満たない切除
b．舌可動部半側切除：舌可動部のみの半側切除
c．舌可動部（亜）全摘術：舌可動部の半側を超えた（亜全摘），あるいは全部の切除
d．舌半側切除術：舌可動部，舌根部をも含めた半側の切除
e．舌（亜）全摘術：舌可動部，舌根部をも含めた半側以上の切除（亜全摘）あるいは全部の切除

（日本頭頸部腫瘍学会編，頭頸部癌取り扱い規約[10]より引用）

図1 舌癌の切除法
① 舌部分切除術：舌可動部の半側に満たない切除をいう．
② 舌可動部半側切除術：舌可動部のみの半側切除をいう．
③ 舌可動部（亜）全摘出術：舌可動部の半側を超えた（亜全摘），あるいは全部の切除をいう．
④ 舌半側切除術：舌根部をも含めた半側切除をいう．
⑤ 舌（亜）全摘出術：舌根部をも含めた半側以上の切除（亜全摘）あるいは全部の切除をいう．

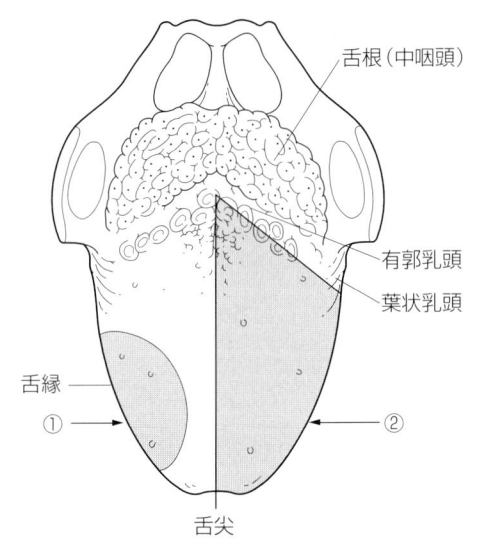

（太田嘉英：口腔癌手術後の摂食嚥下障害，臨床リハ 7：880，1998）

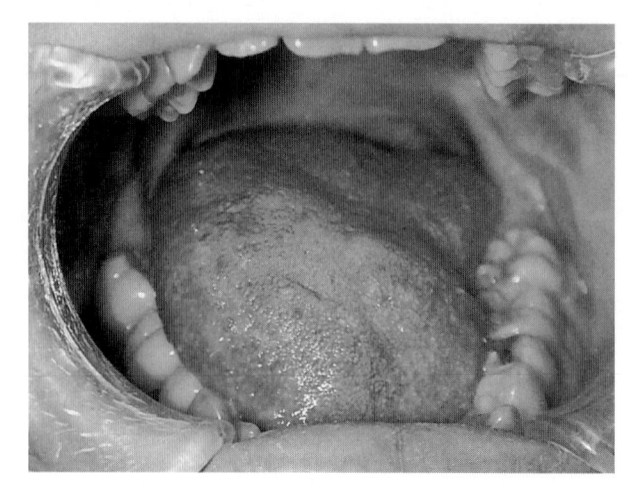

図2 単純縫縮された舌
左舌側縁が切除され単純縫縮されている

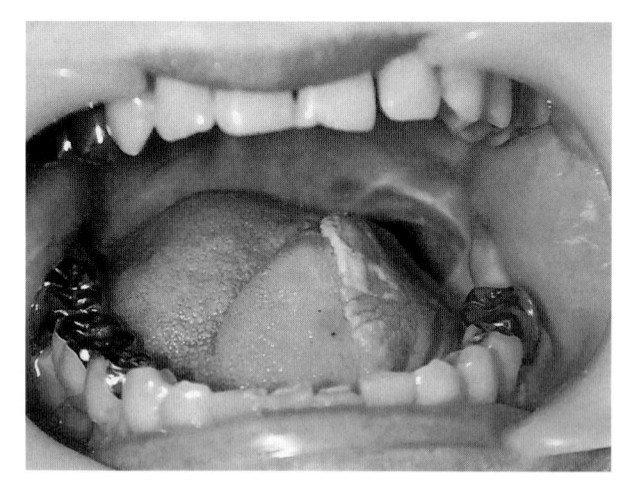

図3 舌側縁を再建された舌
皮弁の存在は知覚のない組織を口腔内に生じさせる

局している場合,残存舌は単純縫縮される(図2).この場合,嚥下機能に重要な影響を与えることはあまりない.しかし,舌を切除した容積に相当した死腔が口腔内に生まれること,可動域が少なからず減少することは,咀嚼障害や食物の口腔内残留の原因になる.また,食塊の咽頭への送り込みが障害され,口蓋や舌上に食塊が残留する.さらに,切除範囲がやや広範囲となった場合再建術が施される(図3).知覚のない組織(皮弁)の存在は,口腔内残留の原因になる.

切除範囲が広範である場合,口腔期の障害が著しく食塊の送り込み不全や口腔内残留が認められる.しかし,舌根部が残存した場合(図4),嚥下咽頭期への影響は比較的少ない.奥舌部や舌根部に及ぶ手術は食塊の口腔内保持の能力を低下させ(図5),咀嚼が必要な食品を摂取する際には口腔内保持が困難となるため咀嚼能の低下がみられる.また,水溶物などの摂取の際には不意に咽頭に流れ込むことよって嚥下前の誤嚥の原因となる.

IV. 口腔がんと嚥下障害

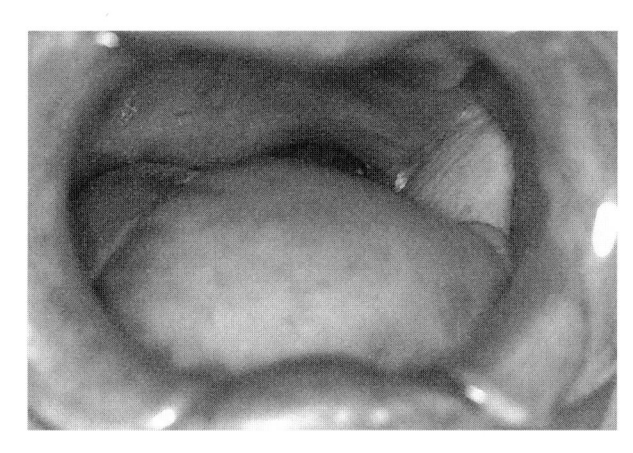

図 4 可動部舌のほとんどを切除し再建
送り込みは障害されるが，咽頭期に対する影響は比較的小さい

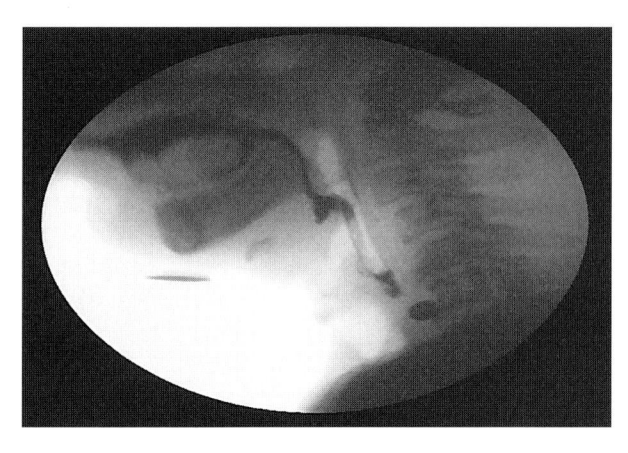

図 5 舌口蓋閉鎖不全による咽頭流入
舌口蓋閉鎖が不十分で咽頭へ食塊が流れ落ちている

② 舌根部切除の影響

腫瘍の後方への進行例などでは舌半側切除術や舌（亜）全摘術が行われ，舌根部が切除される（図 6）。舌根部は，中咽頭の前壁を構成し，嚥下の際に舌咽頭筋の一部として働き，後方移動によって食塊を食道へ押し込む力（Driving Force）を発揮する．舌根部の切除によって，舌根部の後方移動に障害が生じ，咽頭クリアランスが低下する．つまり，食物の咽頭残留が生じ，嚥下後の誤嚥を生じる[12]．

③ 舌骨上筋群の切除の影響[13,14]

原発巣が口底部である場合や下方に大きく浸潤している症例では，顎二腹筋前腹を含めた舌骨上筋群の切除が行われる．また，後に述べる頸部リンパ節転移に対する頸部郭清術によっても切除される．

腫瘍へのアプローチの方法として，下顎骨を離断せずに口腔内と顎下部からの合併到達によって一塊切除する pull-through 法（図 7）と，腫瘍が後方に位置する際などに行われる下顎骨を正中で離断し，口底部粘膜，顎舌骨筋，オトガイ舌骨筋下顎骨付着部で切離する下顎骨

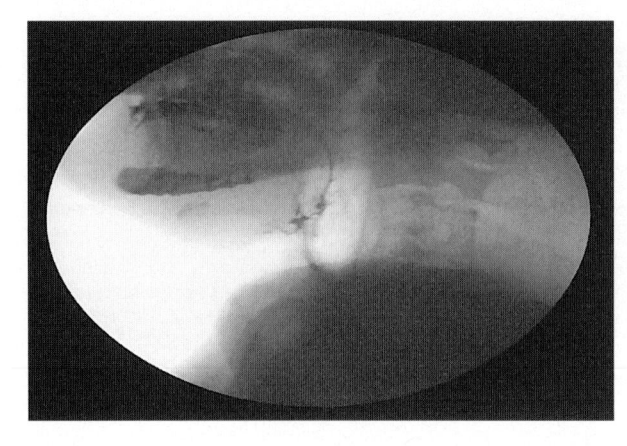

図 6 舌根部は切除され再建皮弁と咽頭後壁に大きな間隙が生じる

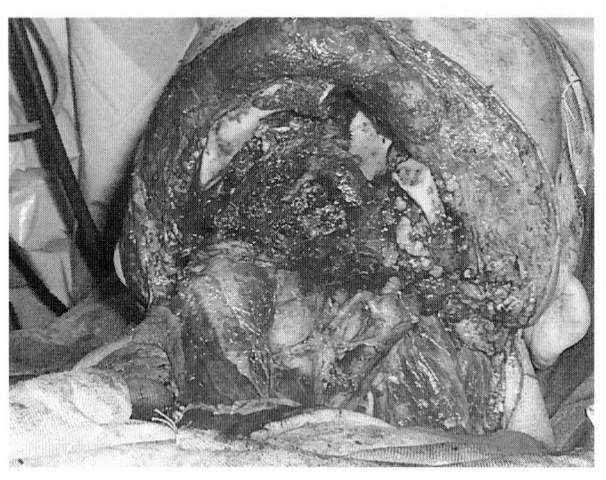

図 7 pull-through 法

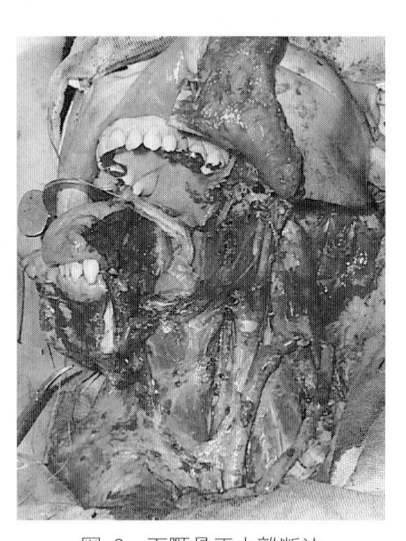

図 8 下顎骨正中離断法

正中離断（mandiblular swing back）法（図8）がある．pull-through 法の場合，下顎骨を離断しないために咬合関係に問題は生じないが，口腔内の原発巣と頸部郭清組織を一塊として切除するために舌骨上筋群（顎舌骨筋，オトガイ舌骨筋，舌骨舌筋，顎二腹筋前腹など）が合併切除される．これにより，舌骨上筋群が両側に切除された場合，舌骨を嚥下時に前上方に引き上げる構造が失われ，喉頭挙上に影響を与える．喉頭挙上量の不足は誤嚥防止機構の一つである喉頭閉鎖能に影響を与え，嚥下前の誤嚥，嚥下中の誤嚥を生じる原因となる．さらに，食道入口部の開大にも影響を与え，梨状窩を中心とした咽頭残留を引き起こし，嚥下後の誤嚥の原因にもなる．

④ 隣接臓器の切除の影響

腫瘍が進展している場合，舌半側切除術，舌可動域全摘術，舌亜全摘術，舌全摘術が行われ，あわせて下顎骨や口底部，中・下咽頭，舌骨などが拡大合併切除される．この場合，舌を

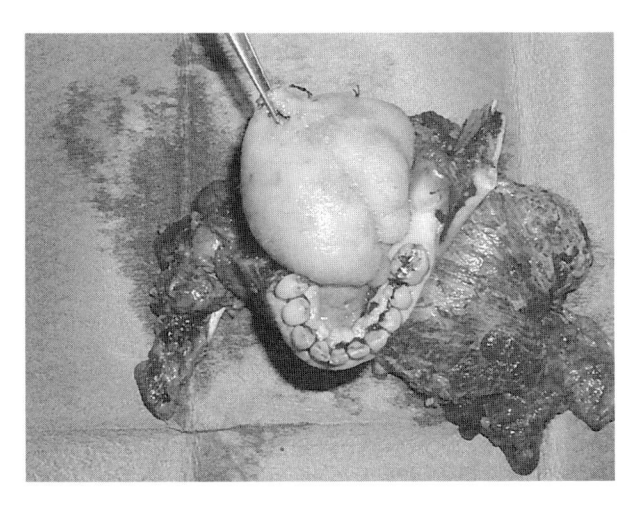

図 9 下顎骨とともに舌，舌骨上部の組織が一塊として切除されている

単独に切除した場合より，嚥下機能が低下する場合が多い[15,16]．例えば，下顎骨を広範囲に区域切除した場合，両側の舌骨上筋群の付着部位が喪失することになり，舌骨ひいては喉頭の挙上に悪影響を与える（図9）．また中咽頭側壁や軟口蓋切除は広い口峡の形成につながり，嚥下前の咽頭流入を引き起こす．また，咽頭収縮にも影響を与える．

⑤ 再建法の影響

切除範囲を補い，機能的回復を目的に舌や歯肉，口底部，頬粘膜，下顎，咽頭部など単独または複数の領域において再建が行われる．再建材料は前腕皮弁，肩甲皮弁，腹直筋皮弁，広背筋皮弁，遊離空腸などが用いられる．皮弁の選択は再建領域の範囲や容積，顎骨の同時再建の必要性などによって選択される．

下顎骨再建を伴う場合は，腓骨付き腓骨皮弁，骨付き肩甲皮弁，肋骨付腹直筋皮弁などが用いられる．前腕皮弁は薄くしなやかな皮弁として残存舌などの機能を阻害しないため，口腔領域の再建に多用される．

術後の嚥下機能や構音機能を維持するために，より機能的な再建方法が望まれる．現在，再建技術の向上により，器質的な再建は可能となり，さらに，機能的再建を目指して遊離皮弁移植の際の神経吻合などが試みられているが，十分な機能的再建までには至っていない．すなわち，舌のボリュームは回復しても運動機能や感覚機能の回復が十分得られているとはいえない．口腔内の動かない，感覚のない器官の存在はさまざまな影響を与えることになる．

切除範囲が舌根部を含む場合は再建が十分ボリュームをもって行われるべきである[17]．さらに，再建皮弁は伸展性に劣るため，残存舌の運動性に影響を与える．口底部を含み切除され，下顎に皮弁を接続される際には舌の後方や上方への運動性を阻害しないように行われるべきで，後方への運動制限は舌根部の咽頭後壁への圧不足と，嚥下機能の低下につながる（図10）．

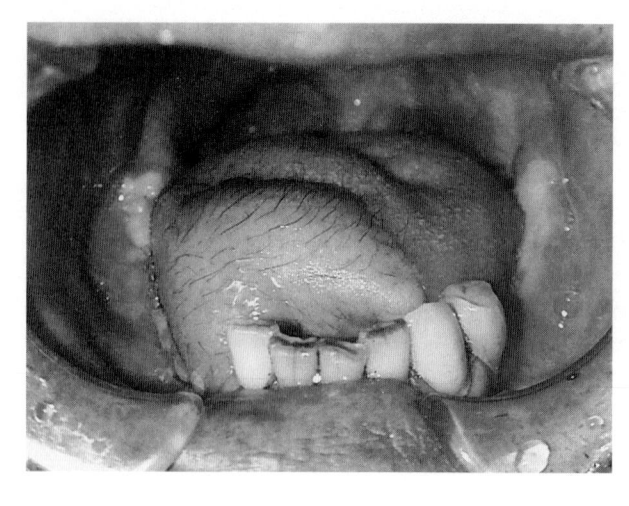

図10 舌前方部の再建
　舌の可動域を損うと嚥下に対する影響は大きい

表3　上顎洞癌手術の定義

a．上顎部分切除：上顎歯肉部，上顎洞内の一部，上顎洞正中側，固有鼻腔の一部など，上顎骨の一部を切除する方法
b．上顎骨全摘手術（亜全摘）：上顎骨を全摘出する手術
c．上顎全摘手術（全摘）：上顎骨，頬骨およびこれらに付着する側頭咬筋群を固有鼻腔内容，篩骨蜂巣も含めて一塊として摘出する方法
d．拡大上顎全摘術：上顎全摘術と同時に眼窩内容も上顎部に付着させたまま一塊として摘出する方法

（日本頭頸部腫瘍学会編，頭頸部癌取り扱い規約より引用）[10]

(2) 上顎がん

　上顎歯肉がん，上顎洞がんなどの根治術を行う際に上顎骨の切除術が行われる（表3）[10]．これによって口腔と上顎洞，口腔と鼻腔が交通する．さらに，切除範囲が後方の軟口蓋にまで及ぶ場合，鼻咽腔閉鎖機能が障害され嚥下機能に影響を与える（図11〜13）．

① 切除範囲の影響

　切除される範囲が術後の機能に最も影響を与えるとされ，軟口蓋を含んで切除される場合，その影響は大きくなる[18]．原発巣切除によって口腔と上顎が交通した場合，食物の鼻性逆流が生じる．欠損部位を補い逆流を防止するために顎補綴が応用される．顎補綴の維持，安定のためには残存歯を鉤歯としていかに応用できるか重要であるが，総義歯の場合，維持・安定は損なわれることが多く，その対策としてインプラントが応用されることもある．

　軟口蓋は嚥下の際に口蓋帆挙筋と口蓋帆張筋の収縮によって挙上して咽頭後壁と接触し，鼻腔と咽頭を遮断することで食物が鼻腔に逆流するのを防ぐ．また，口蓋咽頭筋の収縮によって下方へ引かれ，上咽頭の前壁の一部として，嚥下咽頭期における食塊を下方へ送り出す推進力を助ける．軟口蓋粘膜の切除や軟口蓋運動をつかさどる神経や筋肉の切除によって鼻咽腔閉鎖機能が低下し，これらの機能が障害を受ける．

IV. 口腔がんと嚥下障害

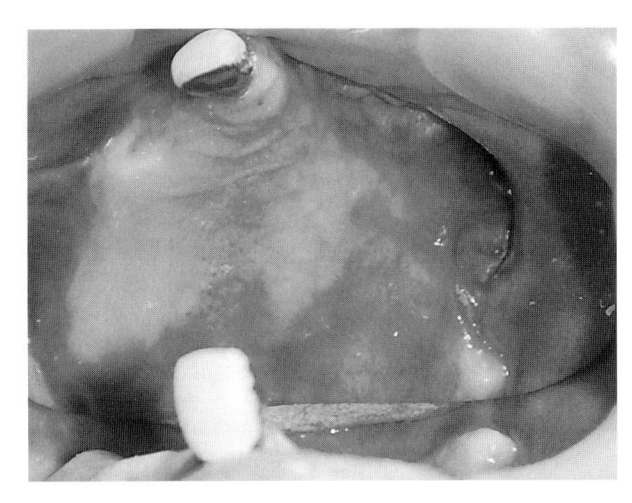

図 11 上顎洞までの欠損

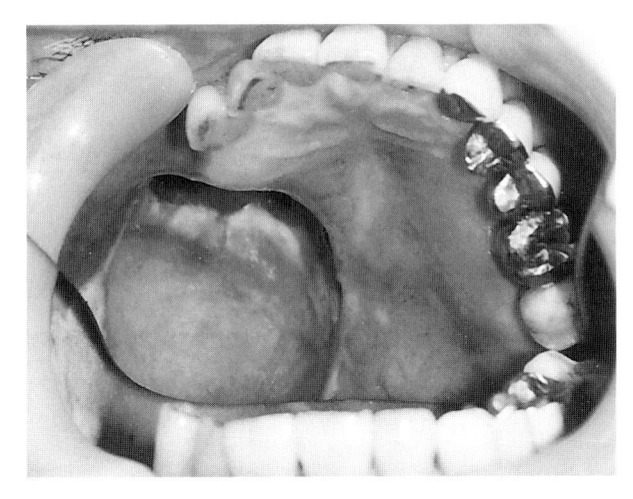

図 12 鼻腔との交通

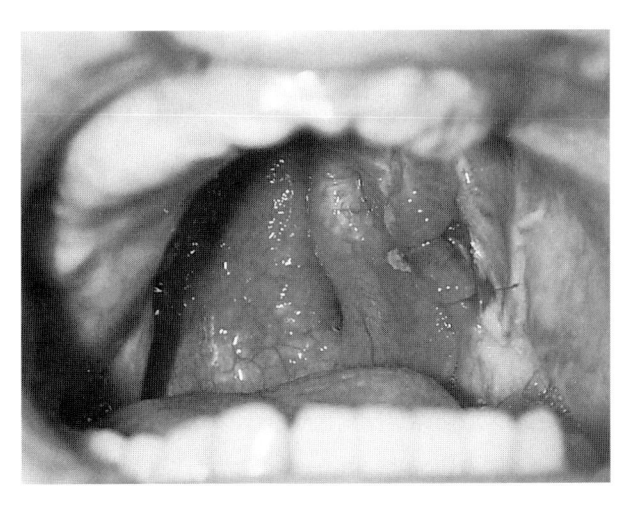

図 13 軟口蓋に及ぶ欠損

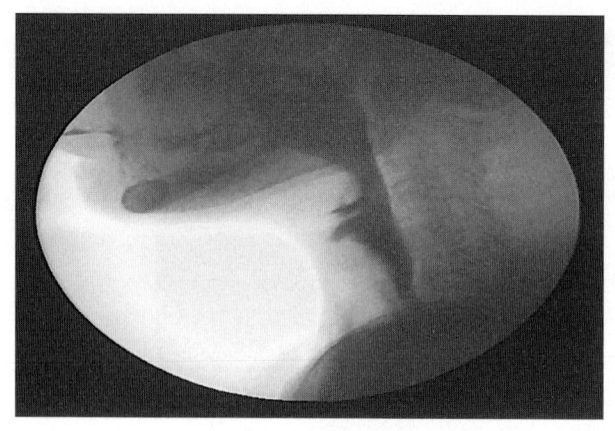

図 14　鼻性逆流

表 4　口腔癌手術（下顎骨の切除法）の定義

a．下顎辺縁切除：下顎骨下縁を保存し，下顎骨体を離断しない部分切除
b．下顎区域切除：下顎骨の一部を節状に切除し，下顎体が部分的に欠損する切除
c．下顎半側切除：一側の関節突起を含めた下顎骨の半側切除
d．下顎亜全摘出術：下顎骨の半側を超える切除

（日本頭頸部腫瘍学会編，頭頸部癌取り扱い規約より[10]）

鼻腔への逆流は特に水様物で多くみられ，下向き加減での姿勢は逆流を助長する（図14）．欠損が軟口蓋に及ぶ場合，補綴物による対処には限界がある．そこで，さまざまな再建法が用いられている．

② 再建法

舌などの再建と同様に，近年では硬口蓋や軟口蓋に対し前腕皮弁や腹直筋皮弁などの遊離皮弁による再建が選択されている．また，頬部粘膜弁，咽頭粘膜弁による方法などが用いられ，口峡を狭くする方法などによって鼻咽腔閉鎖機能を保つよう試みられている[19]．しかし，いずれも鼻咽腔閉鎖機能の動的再建には至っておらず，補綴物の併用や術式の工夫などが行われている．

(3) 下顎骨中心がん，下顎歯肉がん

下顎骨中心がんや下顎歯肉がんによって下顎は切除される（表4）[10]．

① 切除範囲の影響

下顎の切除は下顎骨の下縁を保存した下顎辺縁切除や下顎骨を離断，切除され下顎体が部分的に欠損する下顎区域切除が行われる．下顎辺縁切除が行われた場合，下顎の歯も同時に切除されるため咀嚼機能の低下が生じる．下顎区域切除が行われた場合，通常は自家骨移植や再建用金属プレートによって再建が行われ，下顎の連続性は保たれるが，再建が行われない症例や移植骨の術後トラブルなどによって移植骨の除去が行われた症例などでは下顎は患側に偏位

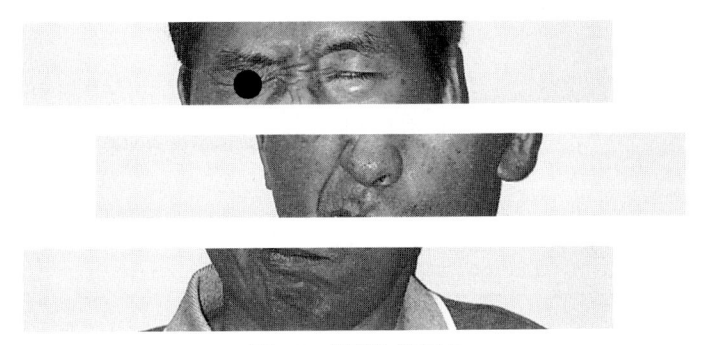

図 15 顔面神経麻痺

し，上顎との咬合関係が破壊される．

また，下顎前方部の広範な切除症例では舌骨上筋群が合併切除される．これにより，舌骨ひいては喉頭の挙上に影響を与え，嚥下機能に重大な影響を与える．

(4) 耳下腺腫瘍

耳下腺腫瘍切除の際に顔面神経が合併切除されると，顔面神経に麻痺が生じる（図15）．これにより口唇閉鎖や頬の運動に影響が生じ，口唇からの食物のこぼれ，口腔前庭部への食渣の停滞が生じる．

2） 頸部郭清による影響

(1) 頸部郭清について

口腔がんは比較的早期から頸部のリンパ節に転移を示すことから，その制御は予後を大きく左右する．そのため，頸部のリンパ節の除去を行う頸部郭清術が行われる．頸部郭清はリンパ節転移が認められたときに行う治療的頸部郭清と，明らかなリンパ節転移が認められなくても潜在性転移があるとして行う予防的頸部郭清がある．また，頸部郭清を行う範囲と温存する組織により分類されている．

(2) 郭清の範囲と温存される組織[20]

① 全頸部郭清術（Radical Neck Dissection）

頸部郭清術においてこの全頸部郭清術が標準であり，口腔がんにおいて転移がみられることがまれな前頸部リンパ節以外のすべての領域（Level Ⅰ〜Ⅴ）を郭清する（表5）[20]．この際，胸鎖乳突筋，内頸静脈，副神経が合併切除されるが，迷走神経，舌下神経などは通常温存される．

② 頸部郭清変法（Modified Neck Dissection）

郭清は全領域（Level Ⅰ〜Ⅴ）について行われるが，胸鎖乳突筋，内頸静脈，副神経のいずれか，またはいくつかが温存される．

③ 上中深頸郭清（Jagular または Supraomohyoid Neck Dissection）

選択的頸部廓清術として行われる．胸鎖乳突筋，内頸静脈，副神経はすべて温存され，頸部

表 5 Memorial sloan-kettering cancer center のレベル分類

Level	分類
I	頤下リンパ節と顎下リンパ節が合わさる
II	上内深頸リンパ節
III	中内深頸リンパ節
IV	下内深頸リンパ節と鎖骨上窩リンパ節
V	副神経リンパ節

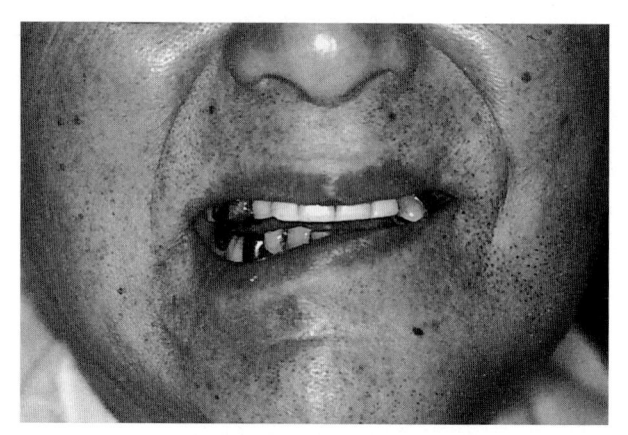

図 16 下顎縁枝損傷による口唇麻痺

郭清領域はオトガイ下，顎下，上深頸，中深頸リンパ節（Level I～III）に限られる．
(3) 頸部郭清の際に合併切除される神経とその影響
① 顔面神経下縁枝[21]
　顔面神経は顔面の表情筋に分布し，耳下腺を貫き耳下腺神経叢を経て，側頭枝，頬骨枝，頬筋枝，下顎縁枝および頸枝に分かれる．特に頸部郭清の際に下顎縁枝は損傷を受けることもあり口唇閉鎖に重大な影響を与える（図16）．
② 副神経
　副神経は迷走神経とともに頸静脈孔より頭蓋外に出て，胸鎖乳突筋，僧帽筋に分布する．胸鎖乳突筋は，頭を同側に回転かつ傾ける作用を持つ．筋の完全麻痺によって麻痺側への頭部の回転が障害される[22]．側頸リンパ節のうち外深頸リンパ節は副神経に沿ったリンパ節を有している．
　全頸部郭清変法や上中深頸郭清において温存されるが，全頸部郭清などの際に合併切除される．副神経が切断されると，上肢の挙上障害，肩甲帯の疼痛，肩こり，頸部不快感が生じる[23]（図17）．

Ⅳ．口腔がんと嚥下障害

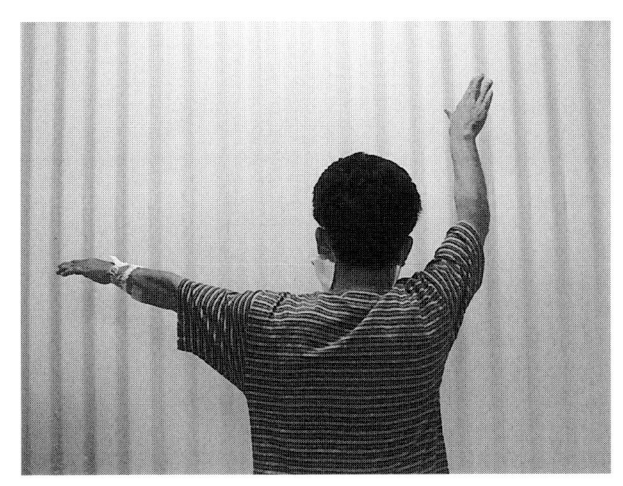

図 17　副神経麻痺
左側が障害されている

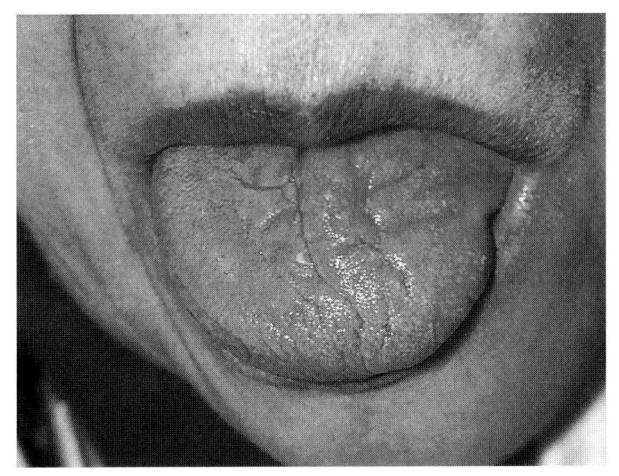

図 18　舌下神経麻痺
左側が障害されている．舌尖は左側に偏位し麻痺側（左側）の舌に萎縮が認められる

③　舌下神経

　舌下神経は頸部郭清において通常温存されるが，切離された際には，舌の運動制限が生じ，食塊の咽頭残留の原因となる．徐々に舌筋の萎縮が生じ，食塊の咽頭への送り込みにも影響を与える（図18）．

3）その他の影響
(1) 再建皮弁の採取の影響
　肋骨付遊離腹直筋皮弁や腹直筋皮弁の採取の合併症として開胸や採取部の疼痛などによっ

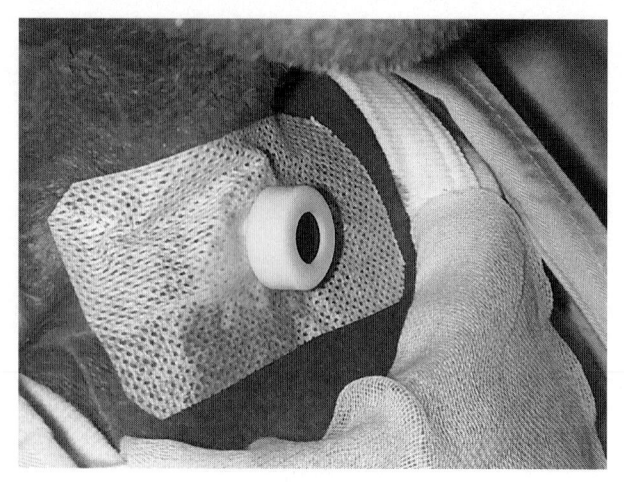

図 19 スピーチカニューレ

て，術後に，胸部圧をかけることができずに喀出力が低下することがある．これは，術直後の嚥下訓練の際に少なからず影響を与える．

(2) 気管切開の影響

術後に起こる浮腫による上気道狭窄が予想される場合などには，気管切開が行われることもあるが，気管切開によって声門下圧が十分発揮できない場合，嚥下時の咽頭圧形成や喀痰排出を困難にする[24]．気管切開部に挿入される気管カニューレは浮腫の改善，誤嚥の程度などを参考に選択される．カフ付きカニューレは誤嚥のリスクが高い症例で誤嚥性肺炎を予防するためにも利用されるが，喉頭の挙上を抑制し，声門下圧が不良となるためにむしろ嚥下には不利な場合がある．カフによる頸部食道圧迫，喉頭の知覚低下，喉頭閉鎖不全も嚥下障害を助長する[25]．患者の状態に合わせて，カフがなく声門下圧が確保できるスピーチカニューレへの変更が望ましい（図19）．

2. 放射線治療によって生じる問題

放射線治療によって，照射野および照射線量に応じてさまざまな副作用を生じる[26]．これらのうち摂食・嚥下障害に密接に関係してくるものに，放射線性粘膜炎，味覚障害，唾液分泌不全，口腔や咽頭の知覚低下，喉頭や食道入口部付近の線維性の瘢痕化，開口障害などがあげられる．

1) 放射線性粘膜炎[27]（図20）

放射線の照射野に含まれた口腔粘膜は，放射線によってが傷害される．これに感染を生じると放射線性粘膜炎が生じる．これには，びまん性に広がった白苔，偽膜形成，紅斑を伴ったびらんなどを伴う．正常の口腔粘膜上皮細胞のターンオーバーは約2～4週とされている．そこ

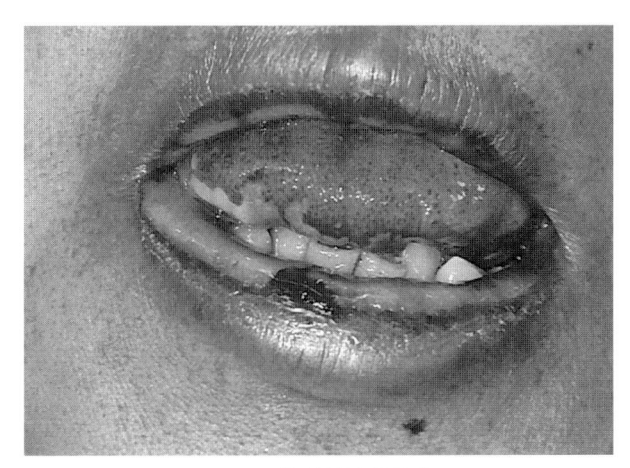

図 20　放射線性粘膜炎

で，放射線性粘膜炎は開始後約3週前後より発症する．また，線量が40 Gyを超えた照射の場合，その発生頻度が高くなるとされており，5-FUなど放射線の感受性を増す化学療法剤を併用した際には発症時期が早まり，障害の程度も顕著となる．粘膜に物理的刺激が加わった場合悪化し，義歯や補綴物による擦過が問題となる．粘膜炎は照射開始後4〜5週でピークとなる．

放射線性粘膜炎によって，患者は痛みを訴え自発痛や食物による接触痛などにより摂食障害が生じる．この放射線性粘膜炎を生じると，歯ブラシなどの際にも疼痛が生じることから，口腔衛生が不良になり，これがさらに粘膜炎を助長するといった悪循環に陥る．

放射線粘膜炎の予防には，放射線治療開始前からの歯や口腔粘膜，歯周組織に対する清掃が重要となる．また，不良補綴物の除去や義歯の撤去など口腔粘膜に刺激を与えないように配慮する．放射線障害によって唾液分泌は抑制され，口腔粘膜は乾燥する．粘膜を湿らせながらの口腔ケアが必要となる．含嗽は洗口剤（ポピドンヨードやアズレン）や生理的食塩水で頻繁に行い，時には局所麻酔薬（リドカイン）を含有させた含嗽水で含嗽を行わせる．

2）味覚障害[28,29]

放射線治療によって現れる味覚障害は，放射線による味蕾の障害，味覚に関する末梢神経レベルの障害と唾液分泌不全によるものが考えられる．味覚障害の発現は照射野に含まれる舌の表面積，照射線量に因るといわれる．味覚障害の発現時期は舌全体が照射野に含まれている場合，10〜20 Gyであり，その味覚閾値上昇のピークは40 Gyであるとされている．

味覚障害は放射線治療後に徐々に回復することが知られており，その時期は30〜120日程度であるとされる．味蕾細胞のターンオーバーは1カ月程度とされているため，遷延する味覚障害は末梢神経レベルの損傷を考慮しなければならない．

照射野に大唾液腺が含まれた場合，唾液分泌不全による味覚障害が発現しやすくなる．特に，放射線感受性の高い漿液性腺組織を有する耳下腺において起こる場合が多い．上中咽頭がんなどの根治照射を目指し，照射量が多い場合（60 Gy 以上），腺組織の回復が難しく，味覚障害は遷延化する．

3) 唾液分泌不全

大唾液腺である耳下腺，舌下腺，顎下腺はいずれも，放射線治療による照射野に入る可能性がある．先に述べたように照射量が根治照射を目的とした 60 Gy 以上になると，腺細胞の崩壊と間質結合織の増加を示し，その回復が難しく，唾液分泌の障害を受ける．伊藤ら[30]は問診を中心とした検討で患側の耳下腺および顎下腺への推定線量が 40〜50 Gy，対側への線量が 30〜40 Gy 以下では完全回復がみられたことから，唾液分泌障害から回復する臨界線量を 30〜40 Gy としている．

Makkonen ら[31]は頭頸部悪性腫瘍に対する放射線治療症例の唾液分泌障害を検討し，照射線量よりも照射野に含まれる唾液腺の容積が影響を及ぼすと報告している．

唾液分泌の障害によって食塊形成や食塊の咽頭への送り込みが障害される．また，二次的に起こる唾液の粘性が増加は，唾液の嚥下や食塊の嚥下を困難にする．

4) 口腔や咽頭の知覚低下

放射線療法によって口腔内の知覚障害が生じることが知られており[32]，これによって，口腔内での食塊の保持能力や食塊の口腔内の残留に影響を与えることが予想される．

5) 喉頭，咽頭や食道に対する影響

舌根部に及ぶ腫瘍や頸部リンパ節転移に対する放射線治療の際には，咽頭部，喉頭部，食道入口部にまで影響を及ぼす．

咽頭部に生じる知覚低下は咽頭反射の遅延の原因になる．また，嚥下の際に生じた咽頭残留に対して患者自ら食物の咽頭残留感を知覚する能力は重要となるが，この低下は嚥下後の誤嚥の原因となりうる．

喉頭蓋や披裂部に浮腫が生じた場合，喉頭閉鎖や食道への食塊の移動に影響を与える．さらに，頸部の皮膚や皮下・筋層が線維性に瘢痕化し硬化を生じる．これによって，舌根部の咽頭後壁に対する動きや嚥下時の喉頭挙上量の低下がみられる[33]．さらに，顎引き嚥下など嚥下に有利な代償性姿勢などが取りにくくなる．また，輪状咽頭筋が線維性に瘢痕化すると食道入口部の開大が抑制され，咽頭残留が著明となり嚥下後の誤嚥を引き起こす．

IV. 口腔がんと嚥下障害

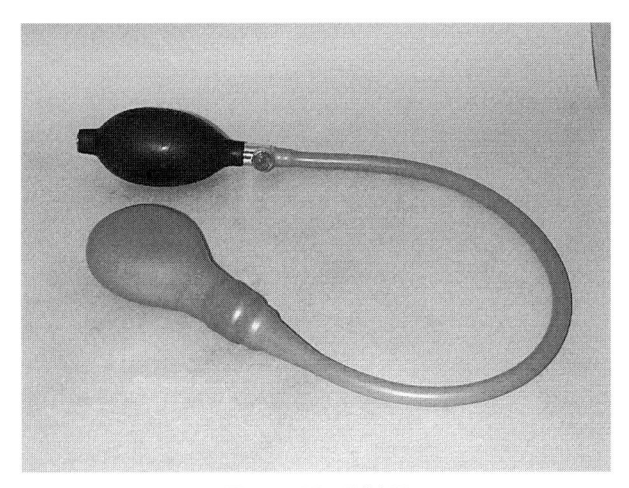

図 21 開口訓練器

6) 開口障害

放射線照射による軟組織の瘢痕形成によって開口障害が生じる．上顎や頰部に対する手術によっても生じる．早い時期からの積極的な開口訓練によって予防されるべきで，開口障害が遷延化すると，口腔衛生の不良，咀嚼障害，構音障害，顎補綴の装着が困難になる．放射線治療による開口障害は照射後3～6ヵ月後に発生するため[34]，術後から長期間にわたる開口訓練が必要となる（図21）．

文　献
1) 尾崎登喜雄，岡崎則子，米田和典，広田重水，山本哲也，植田栄作：口腔癌患者におけるquality of life（QOL）の判定に関する新しい試み，日口外誌 38：590～598, 1992.
2) 溝尻源太郎，熊倉勇美編著：口腔・中咽頭がんのリハビリテーション―構音，摂食・嚥下障害―，医歯薬出版，東京，2000.
3) 清水正嗣，小浜源郁編：口腔癌　診断と治療，66～91, デンタルダイアモンド社，東京，1993.
4) 堀口利之：嚥下障害の診断，JOHNS 12：1711～1714, 1998.
5) 藤本保志，長谷川泰久，中山　敏，寺田聡広，松塚　崇，奥村耕司，寺内秀行，松本　昇，松浦秀博：口腔癌手術症例における術前嚥下透視の有用性，耳鼻 45：142～146, 1999.
6) 藤本保志，長谷川泰久：手術的介入，溝尻源太郎，熊倉勇美編著：口腔・中咽頭がんのリハビリテーション―構音，摂食・嚥下障害―，210～221, 医歯薬出版，東京，2000.
7) 太田洋二郎，海老原敏：舌癌治療における合併症・後遺症の対策，舌癌治療の口腔・歯のケア，JOHNS 16：649～652, 2000.
8) 藤本保志，松浦秀博，川端一嘉，高橋浩二，田山二朗：口腔・中咽頭がん術後嚥下機能の評価―嚥下機能評価基準（Swallowing Ability Scale）の妥当性について―，日耳鼻 100：1401～1407, 1997.
9) MaConnel MS, Logemann JA, Rademaker AW, et al.：Surgical variables affecting postoperative swallowing efficiency in oral cancer patients：A pilot study Laryngoscope 104：87～90, 1994.

10) 日本頭頸部腫瘍学会編：頭頸部癌取り扱い規約，改定第2版，金原出版，東京，1991.
11) 太田嘉英：摂食・嚥下障害のリハビリテーション―口腔・咽頭癌への対応 口腔癌手術後の摂食・嚥下障害，臨床リハ 7：878〜883, 1998.
12) 片橋立秋，日野 剛，今野昭義：舌癌・口腔底癌切除後の嚥下機能，口咽科 9：287〜296, 1997.
13) 藤本保志，長谷川泰久，中山 敏，松浦秀博：パーソナルコンピューターによる術後嚥下運動の定量的解析―口腔・中咽頭がん手術例の解析―頭頸部腫瘍 22：72〜77, 1996.
14) 西川邦男：舌癌の局所進行例に対する根治手術療法，JOHNS 16：627〜632, 2000.
15) 加藤孝邦，島田士郎：再建手術と術後の形態・機能，頭頸部外科 7：105〜111, 1997.
16) 黒野祐一，重見英男，松下 太，他：舌・口腔底，中咽頭再建例の術後機能，口咽科 5：161〜166, 1993.
17) 細田 超，光嶋 勲，畑 毅，出口博代，片山佳之：遊離組織移植術による舌根，中咽頭側壁再建後の嚥下機能評価，頭頸部腫瘍 24：352〜357, 1998.
18) 川端一嘉，鎌田信悦，高橋久昭，他：中咽頭・亜部位複合切除―嚥下能・調音再建の工夫―，耳鼻と臨床 40：702〜705, 1994.
19) 小村 健：中咽頭上壁・側壁合併切除後の再建法と術後機能，頭頸部腫瘍 24：358〜364, 1998.
20) 藤本保志，長谷川泰久：頸部の構造と頸部郭清術，溝尻源太郎，熊倉勇美編著：口腔・中咽頭がんのリハビリテーション―，構音障害，摂食・嚥下障害―，34〜39, 医歯薬出版，東京，2000.
21) 橋本卓雄：脳神経の解剖―顔面神経，JOHNS 13：1625〜1628, 1997.
22) 橋本卓雄：脳神経の解剖―舌咽神経，迷走神経，副神経，舌下神経，JOHNS 13：1633〜1638, 1997.
23) 皿田和宏：頸部肩関節の運動障害，溝尻源太郎，熊倉勇美編著：口腔・中咽頭がんのリハビリテーション―構音，摂食・嚥下障害―，238〜248, 医歯薬出版，東京，2000.
24) 津田豪太：気管切開の取り扱い，溝尻源太郎，熊倉勇美（編）：口腔・中咽頭がんのリハビリテーション―構音障害，摂食・嚥下障害―，197〜198, 医歯薬出版，東京，2000.
25) 丘村 煕：嚥下障害の治療．嚥下のしくみと臨床，135〜174, 金原出版，東京，1993.
26) Jansma J, Vissink A, Spikervet FKL, et al.: Protocol for the prevention and treatment of oral sequelae resulting from head and neck radiation, Cancer 70：2171〜2180, 1992.
27) 河島光彦，斉川雅久，荻野 尚，石倉 聡，二瓶圭二，伊藤芳紀，池田 恢：放射線治療による口腔・咽頭の粘膜炎とその対策，JOHNS 16：865〜869, 2000.
28) 梅山雅洋，州崎春海：放射線治療が味覚におよぼす影響，耳鼻臨床 94：617〜625, 2001.
29) 村上 譲，世良公志，永沢 容，他：放射線味覚障害の臨床的検討，耳鼻 56：121〜127, 1984.
30) 伊藤善之，森田晧三，村尾豪之，他：頭頸部腫瘍・放射線治療後の障害に関する臨床的研究(1)―問診を中心とした唾液および味覚障害について―，癌の臨床 41：149〜755, 1995.
31) Makkonen TA, Nordman E: Estimation of longterm salivary grand damage indused by Radiotherapy, Acta Oncologia 26：307〜312, 1987.
32) Jonathan E. AVIV, Craig Hecht, et al.: Surface Sensibility of the floor of the mouth and tongue in healthy controls and on radiated patients, otolaryngology Head and neck surgery 107：418〜423, 1992.
33) Cathy L. Lazaus, MA, Jeri A Logemann, et al.: Swallowing disorders in Head and Neck Cancer Patients Treated with Radiotherapy and Adjuvant Chemotherapy Laryngoscope 106：1157〜1166, 1996.
34) Toljanic JA, Saunders, VW: Radiation therapy and management of the irradiated patient, J prosthet dent 52：852〜858, 1984.

V 口腔がん患者に対するリハビリテーション

口腔がんのリハビリテーションの流れ

　口腔がん患者のリハビリテーションは，リハビリテーション担当者が術前から患者と関われるといった点で，脳血管障害や神経疾患などのリハビリテーションとは異なる．多くの場合，障害を持つ前の状態を知ることができ，ある程度障害を予測することができる．

　全体のリハビリテーションの流れは，術前，周術期，リハビリテーション期，フォローアップ期に分かれる．それぞれの時期で用いるリハビリテーションの具体的な方法は表Ⅰにまとめる[1]．

1．術前における関わり

　術前には，術後の機能低下を予測して術後にまず必要になる訓練メニューを指示する．呼吸訓練や咳そう訓練，supraglottic swallow などが主な内容となる．これらの訓練には普段では馴染みのないものもあり，術後の混乱した時期に初めて説明されるより，前段階で紹介されたほうが受け入れはよい．また，多くの人は，身近なものでありながら，口腔内の構造や摂食・嚥下の動作に関する知識を持っていない．これらの知識を前もって説明しておくと術後のリハビリテーションが進めやすい．

　術前のリハビリテーションによって，患者は術後の機能低下に対するリハビリテーションの対応を理解し，またその内容を想像することができる．このことは患者を心理的に支持する意味でも重要となる．

2．周術期におけるリハビリテーション

　周術期は手術施行から抜糸をして術創が安定する時期までをいう．この期のリハビリテーションは，積極的な運動はできないが，全身状態を安定させるための呼吸訓練，咳そう訓練は可能である．呼吸訓練は，リラクゼーション，胸郭可動性の改善，呼吸パターンの確立などを目標とし，咳そう訓練は，喉頭閉鎖機能の改善，痰や誤嚥物の除去の訓練となる．廃用性を防止することもこの時期のリハビリテーションの訓練目標となる．また，この時期にリハビリテーション担当者がベッドサイドに出向くことにより，リハビリテーションの開始を患者に理解させ，心理的な不安の軽減につながることにもなる．

表 1 リハビリテーションの実際

病　態	訓練方法，代償方法	内　容
口唇閉鎖不全	口唇の感覚訓練 口唇の運動訓練	口輪筋のマッサージ 口唇閉鎖，突出，横引きの運動訓練 口唇音の構音訓練
開口障害	下顎の関節運動	下顎の関節の拘縮に対して関節可動域訓練
舌の運動障害	舌の運動訓練 構音訓練 頸部後屈嚥下 角度をつけた仰臥位の姿勢での代償	舌の突出，後退，左右，上下の運動訓練 舌—歯茎部音，舌—口蓋音などの構音訓練 頸部を後屈させて食塊を移動させる
軟口蓋挙上不全	ブローイング	水の入ったコップをストローで吹く
咽頭期反射惹起の低下	アイスマッサージ 呼吸訓練 supraglottic swallow	前口蓋弓や咽頭後壁などの反射誘発部位を冷たい綿棒などで刺激する方法 リラックスした状態で深呼吸，吸気の停止を行う 吸気，息を止める，嚥下，強い呼気のパターンで誤嚥を防止する方法
咽頭収縮不全	Masako's maneuver 頸部前屈嚥下 頸部回旋嚥下 頸部側屈嚥下	舌を突出させた状態で嚥下させる方法 頸部を前に倒して嚥下させる方法 頸部を患側に回旋させて嚥下させる方法 頸部を患側に倒して嚥下させる方法
喉頭挙上不全	呼吸訓練 supraglottic swallow Mendelsohn maneuver	随意的な喉頭挙上をさせ，最大挙上位で保つよう指示する．挙上ができない場合は治療者が喉頭を指で挙上させる
喉頭閉鎖不全	supraglottic swallow pushing exercise, pulling exercise 音声訓練	椅子や机を押さえたり（pushing exercise）前で組んだ腕を引張ったり（pulling exercise）する 高い声の発声持続訓練
食道入口部開大不全	Mendelsohn maneuver 頸部前突嚥下法	食道入口部開大不全にも効果があることもある 頸部を前に突出させて飲み込む方法

3．リハビリテーション期におけるリハビリテーション

　創部の積極的な運動が可能になると，集中的なリハビリテーションが始まることになる．大きく分けて，ある程度の経口での栄養摂取を目標とする退院までの期間と，よりよく食べるこ

V.　口腔がん患者に対するリハビリテーション

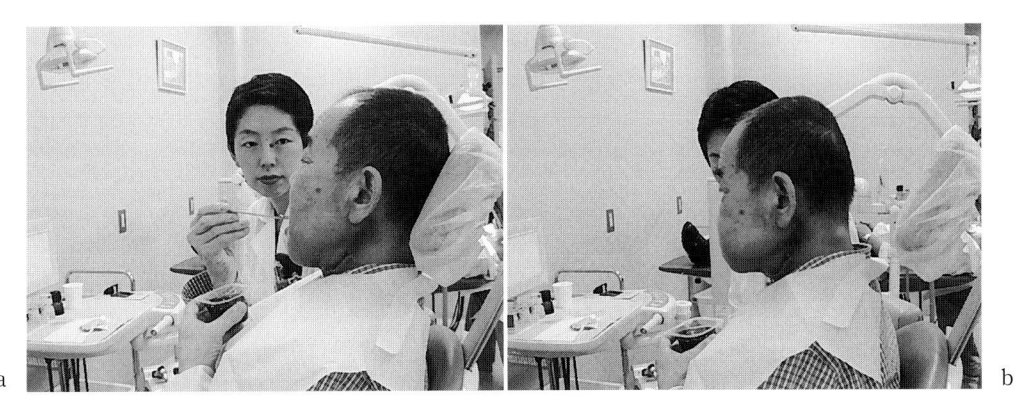

図1　頸部突出嚥下
嚥下の際に頸部を突出させる

とを目標とする外来での対応の期間に分けられる．口腔がんの患者のほとんどは，リハビリテーションを行うに際して問題となるような認知機能の低下がないため，訓練が適切に行われれば，経口摂取が可能になることが多い[2]．

1)　経口摂取に向けた退院までの期間

積極的な運動が可能になると，まず，食物を用いない間接訓練（基礎訓練）の適応となる．摂食・嚥下器官の運動機能の評価を行い，適切な訓練計画を立てる．運動機能回復訓練では，介助運動（他動運動），自動介助運動，自動運動，抵抗運動の順で行う．この時期になると全身状態も安定しているので，リハビリテーション担当者との訓練のほかに，自室での自己訓練も可能である．間接訓練を早期に始めることは，同時に行われる口腔ケアとともに，拘縮防止や誤嚥防止にも有効である．

この時期の栄養摂取方法は持続的な鼻腔からの経管栄養であることが多いが，適応があれば，間歇的経口食道経管栄養法（Intermittent Oro-Esophageal Catheterization：IOE）を行うことも可能である．チューブの嚥下が間接訓練にもなり，また，咽頭に常時チューブの留置がないため，喉頭挙上運動を妨げないという利点がある．自己挿入による方法を積極的に薦めるが，手技の確認，胃食道逆流，注入速度などの管理は必要である．

嚥下反射が確認され，口腔内の創部が回復した段階で，実際に食物を使った直接訓練の適応となる．嚥下反射が安全に確立しているかの確認は，嚥下造影（VF）などの検査で評価を行う．その結果，安全な食形態，姿勢，代償法を決定し，訓練を開始する．口腔がん患者では，口腔内の食塊の移送を代償する頸部後屈嚥下や，食道入口部の開大をもたらす頸部突出嚥下（図1-a，b）を用いることがある．

栄養摂取方法は，経口と経管栄養を併用して行うこともある．その際は，まず，経口での摂取量を増やすことが第一の目標となり，退院に向けて，全量経口摂取できるように指導する

(口から食べることを目標とする)．また，経口摂取の食事の形態は，ある程度の量を安全，確実に摂取できるようになれば段階的に移行する．間接訓練で行っていた訓練は，直接訓練の期間でも併用して行われる．

　食事は，個々人の長年の習慣，嗜好がかなりの要素を占める行為であることから，行っている訓練方法，食形態，食べ方の意味を患者自身に十分説明し，理解してもらう配慮が必要である．このことは，その後も安全な摂食を継続することにおいても，重要なことと考える．また，退院に際して家族などのキーパーソンに安全な食事摂取の重要性や患者の現在の嚥下機能や指導内容について十分理解を得る必要がある．

2) 外来で対応するその後の期間

　退院時，術前の食事形態まで到達していない患者の直接訓練の最終目標は，経口で実用的な食事が摂取できることである．患者は，退院後，若干の期間を経て社会復帰を果たすことになるが，問題の一つは外食ができるか否かである．外食の可否は患者の行動範囲に影響を与え，社会復帰を目指す大きな要素となる．外来でも，時期をみてVFなどの検査も行い，食形態の段階的移行，外食での工夫等を指導する．つまり，よりよく食べることを目標とする時期といえる．

3) フォローアップ期

　最終的な目標を達した後は，外来での訓練を終えてよいわけではない．患者の予備能力は最大限に利用されていると考えるべきで，再建皮弁の縮小や加齢に伴う生理機能の低下，摂食・嚥下機能に影響を及ぼす疾患などの発症により，摂食・嚥下機能の変化が認められる症例は多い．外来での対応は長期にわたって必要であり，口腔や咽頭への残留，むせの頻度，発語の困難さなど，患者の訴えるわずかな変化に注意する．

食器の選択

　直接訓練の際，代償法や食形態の改善のほか，適切な食器の選択も留意すべき点である．さらに，選択した食器の正しい使い方を患者に教示する．

1. コップ

　水分の摂取では，口唇閉鎖の障害による口唇からのもれ，舌運動の障害から口腔内移送ができないなどの症状が合った場合，「らくらくごっくん」（大野産業）のような比較的太いチューブを口腔内に差し込めるような食器は口唇閉鎖不全のある患者や奥舌への留置が適当な舌の運動障害のある患者に適している（図2, 3）．また，一口量の制限がある場合，普通のコップで少量の水分を飲むためには，顎を上げて嚥下しなければならないが，「ほのぼの湯のみ」（青芳

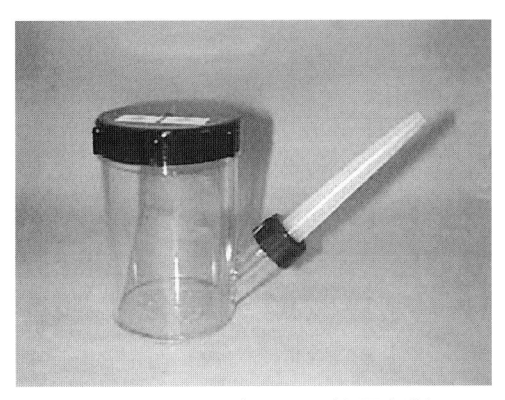

Ⅴ．口腔がん患者に対するリハビリテーション

図2 らくらくごっくん（大野産業）

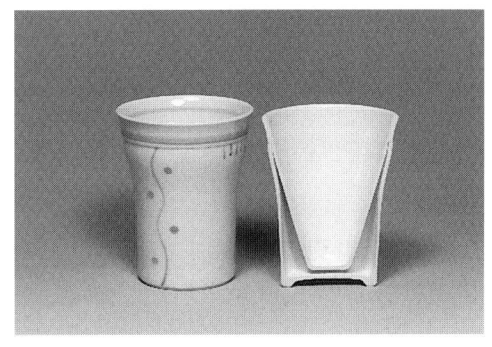

図4 ほのぼの湯のみ（青芳製作所）

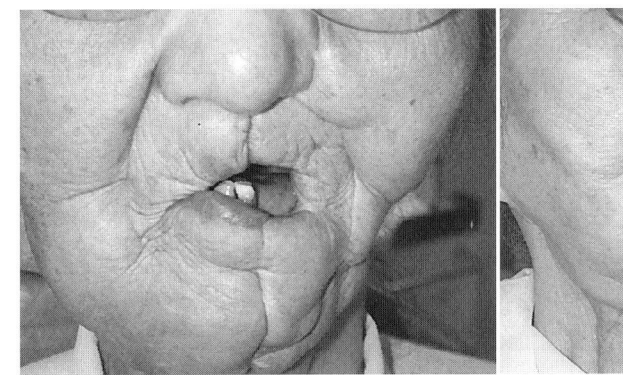

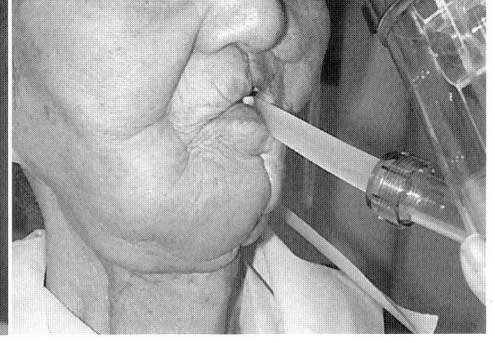

図3 口唇閉鎖が不能な症例，口唇閉鎖を代償する（「らくらくごっくん」使用）

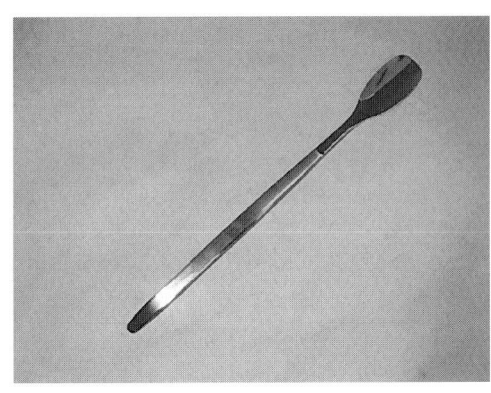

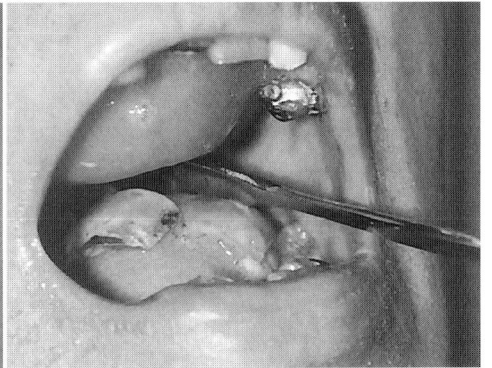

図5 フィーディングスプーン，口腔内で回転できる（青芳製作所）

製作所）を使用すると，頸部を過伸展させなくても嚥下が可能である（図4）．

2．スプーン

　ゼリーなどを奥舌部に留置し嚥下させる場合，「フィーディングスプーン」（青芳製作所）を

使用すると，口腔内でそのまま反転させることができるため便利である（図5）．

食品の選択

術後，舌の可動域等に問題は生じず，顎骨の除去などによって歯の喪失が生じることで，咀嚼障害を生じた際には，やわらかい食品が適している．また，咽頭期の障害は比較的軽微であるが舌の挙上障害など口腔期に問題のある患者には，口腔内から咽頭へ移送のしやすい低粘度の食品が適している．粘度の高い食品の場合，口腔内に残留し口腔衛生を不良にする．一方，舌口蓋閉鎖不全が生じたり，咽頭反射が低下した患者には，適度に粘度を持たせ，咽頭にゆっくりと送り込まれる食品を選ぶ．咽頭収縮が不十分な患者や食道入口部開大不全がみられる患者には，やや低粘度の食品のほうが咽頭クリアランスは良好である．

頸部・肩関節の関節可動域制限に対する訓練

1．頸部関節可動域訓練

口腔がんの術式によっては，原発巣の切除は頸部郭清に伴い顎下や頸部に術創が生じる．術創の瘢痕拘縮によって，頸部の関節可動域が制限されることが多い．また，頸部郭清の際に胸鎖乳突筋を犠牲にしなければならないこともあり（図6），切除側への頭部の回旋が困難になる．これらによる頸部の関節可動域制限は，嚥下の際，頸部を前屈させたり後屈させたりという代償法を使うことを阻害し，結果として口腔，咽頭内の食塊の残留，誤嚥を引き起こすことになる．頸部の屈曲，伸展，側屈，回旋などの方向へのストレッチ運動を行う．運動の範囲の制限が著しい場合は，手などで押すようにして介助を施す[3]（図7）．

2．肩関節の可動域訓練

頸部郭清術を施行する患者のうち，副神経を切断すると，肩関節の可動域が損なわれること

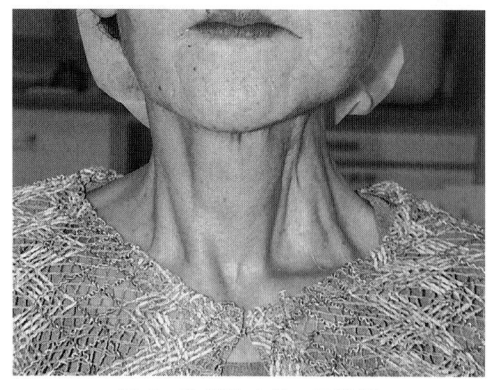

図6　胸鎖乳突筋の切除例

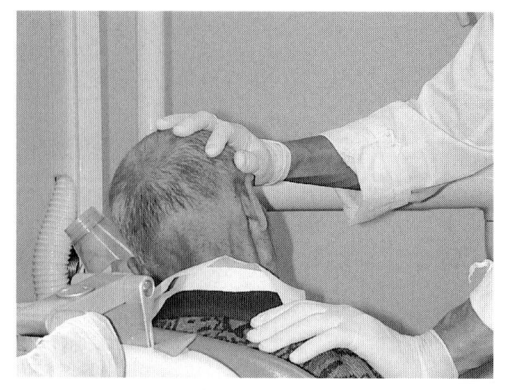

図7　頸部の関節可動域訓練

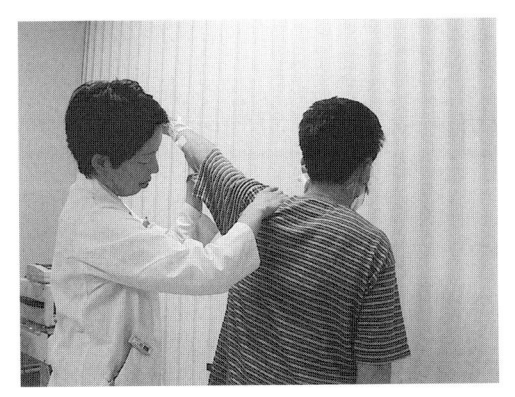

Ⅴ．口腔がん患者に対するリハビリテーション

図 8　肩関節の外転障害に対する関節可動域訓練

がある．副神経は，胸鎖乳突筋と僧帽筋に分布する．肩関節の可動域制限は，直接，摂食・嚥下運動には関与するものではないが，患者の生活には，かなりの苦痛をもたらす．僧帽筋が主に関与している肩甲骨の挙上，下制，内転の運動，さらに，僧帽筋が運動の主体ではないが，不良になる肩甲骨の外転，肩関節の屈曲（前方挙上運動），伸展（後方挙上運動），外転（側方挙上運動）について，介助運動，自動運動を行う[3,4]（図8）．

バルーンブジー法

バルーンブジー法は，術後の食道吻合部狭窄（図9）やアカラジアやウエッブなどの狭窄に対して輪状咽頭筋部を拡張する方法として用いられてきた．本法はストレッチを目的としたリハビリテーション手技としても有効で[5]，口腔がん術後の患者においては喉頭挙上不全による食道入口部開大不全や嚥下圧形成の不足などによる咽頭残留例などに有効である．また，放射線治療後に起こる食道入口部付近の線維性の瘢痕化症例に対するストレッチ効果も期待できる（図10）．

栄養の確保

術後の嚥下障害のリハビリテーションに際し，重要なものの中に適切な栄養の確保がある．嚥下障害患者は，一般に中心静脈栄養，経鼻経管栄養，胃瘻などによって栄養の確保が行われている．口腔がん術後に生じた嚥下障害の患者に対しても同様にこれらの方法を用いて栄養管理が行われ，患者の嚥下機能，術野の感染予防の観点，患者の全身状態，リハビリテーションの進捗にあわせてその方法を選択する．

経鼻経管栄養法は簡便で口腔がん術後の栄養管理法として多用される．しかし，術野のトラブルや嚥下障害が遷延化した場合などには長期にわたる栄養チューブの留置が余儀なくされることがある．長期にわたる栄養チューブの留置には1．口呼吸による口腔乾燥　2．胃食道逆流の誘発　3．鼻咽腔細菌の増殖　4．咽頭知覚閾値の上昇　5．美容上の問題　6．違和感　な

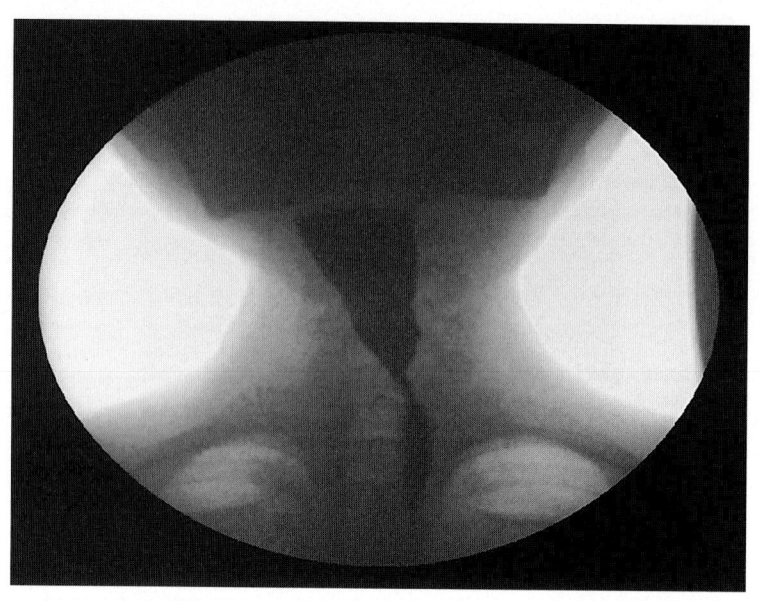

図 9 喉頭全摘例の吻合部狭窄（バルーンブジーの法の適応となる）

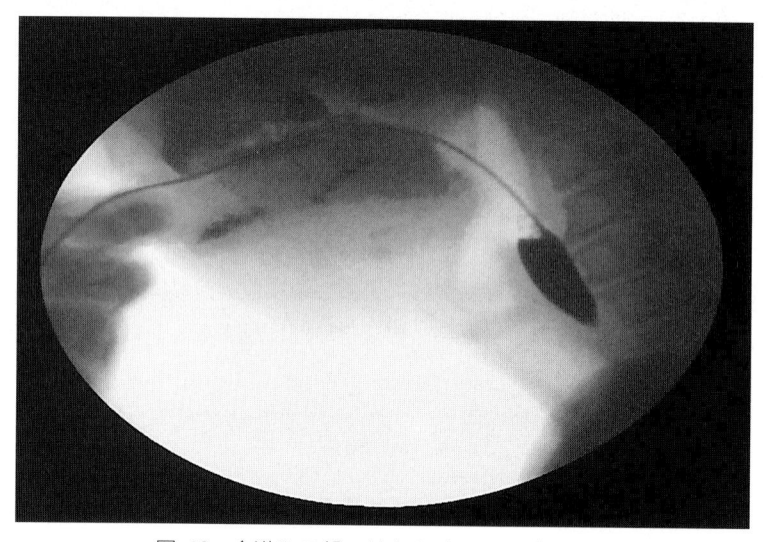

図 10 食道入口部に対するバルーンブジー法

どさまざまな問題点が指摘されている．
　そこで，われわれの施設では，口腔腫瘍術後患者の経管栄養法として，術野が安定化した時点より早期に間歇的経管栄養法を応用し良好な結果を得ている．間歇的経管栄養法はカテーテルを持続的に留置せず，食事を注入する際に経口よりカテーテルを挿入し，終了後に抜去する方法である[6]．この方法によって，胃食道逆流の防止，口腔咽頭内細菌の増加の防止，注入速度を上げられることによる食事時間中の拘束からの開放に加え，咽頭知覚の惹起，チューブを

表 2 経管栄養法

- 持続的経管栄養法（CC）
  - 持続的経鼻十二指腸経管栄養法（CND）
  - 持続的経鼻食道経管栄養法（CNE）
  - 持続的経鼻胃経管栄養法 CNG）
- 間歇的経管栄養法（IC）
  - 間歇的経口食道経管栄養法（IOE，OE 法）
  - 間歇的経口胃経管栄養法（IOG いわゆる口腔ネラトン法）
  - 間歇的経鼻食道栄養法（INE）
  - 間歇的経鼻胃栄養法（ING）
- 瘻
  - 食道瘻
  - 胃瘻
  - 十二指腸瘻
  - 空腸瘻

（木佐俊郎，他：人工栄養患者，最新口腔ケア，p.69，照林社，2001 より改変）

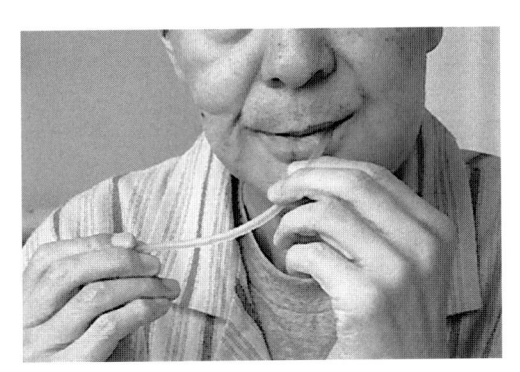

図 11 ほとんどの患者において自己挿入が可能となる

飲み込むことによる嚥下訓練効果などが期待できる．

また，塚本[7]は経管栄養カテーテルの尖端を食道に留置した場合と胃に留置した場合の胃の排泄能と十二指腸，空腸の蠕動運動をエックス線テレビにて比較し，食道に尖端を留置した場合は食道の蠕動運動が十二指腸，空腸の蠕動運動を順次誘発したと述べている．そこで，チューブの尖端を食道とする間歇的経口食道経管栄養法（Intermittent Oro-Esophageal Catheterization：IOE）を表2[8]として応用している．

本法の問題点は1．食事のたびにチューブを挿入しなければならない 2．食事のたびにチューブを挿入しなければならないので，その都度，誤挿入の可能性が生じる 3．認知機能の低下した症例の場合，手技の熟練が困難である．また，協力が得られない 4．咽頭反射の強い患者には不適当であるなどが考えられる．しかし，口腔がん術後患者は認知機能が正常に

保たれている場合が多く，協力も得られやすい．さらに，経鼻チューブの抜去によって患者は爽快感が得られ，重症感も薄まり，リハビリテーションに対する動機づけにもなる．口腔腫瘍術後患者では術野のトラブルなどで口腔内感染の予防のために経鼻経管栄養とならざるをえない症例もあり，本法の応用に適しているといえる（図11）．

歯科補綴物による対応

手術によって生じた器質的欠損は，歯科補綴物によって補われる．特に上顎欠損症例においてはその威力を発揮する．さらに，機能障害に対しても舌摂食補助床をはじめとするさまざまな補綴物が試みられている．

1. 手術直後の対応

上顎骨全摘術で他の組織が合併切除されない場合，多くの症例において術後の嚥下障害は遷延化せず，術野の回復を待って経口摂取が開始される．補綴物が作成され使用されるまでの間，手術直後から使用するための即時閉鎖床が術前より用意される（図12）．咬合への配慮があまり必要でない場合には，残存歯をも含め作成され，残存歯に維持を求める（図13）．咬合関係に配慮する場合には，残存歯に対しレスト座などの通法の義歯作成に従って前処置を行い維持鉤付きのシーネを作成する．あらかじめ，欠損側に人工歯の排列を行う場合もあり，術野が落ち着いた時点で塞栓部を作成，添加する．

2. 手術後の上顎欠損への対応

上顎全摘術などによって生じる上顎骨切除症例の場合，鼻腔と口腔が交通するために鼻性逆流，開鼻声が生じる．硬口蓋に限局した欠損の場合，適正な補綴物によって食物の鼻性逆流や開鼻声は改善する（図14，15）．しかし，欠損が硬口蓋に限局していても欠損範囲が広範囲に

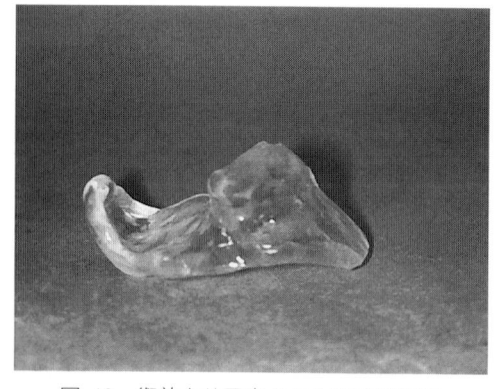

図12　術前より用意される即時閉鎖床 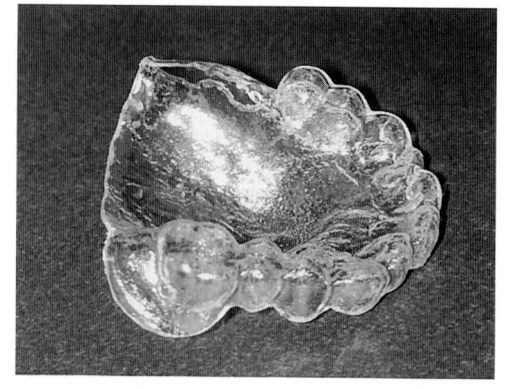　　　　図13　残存歯に維持を求めた即時閉鎖床

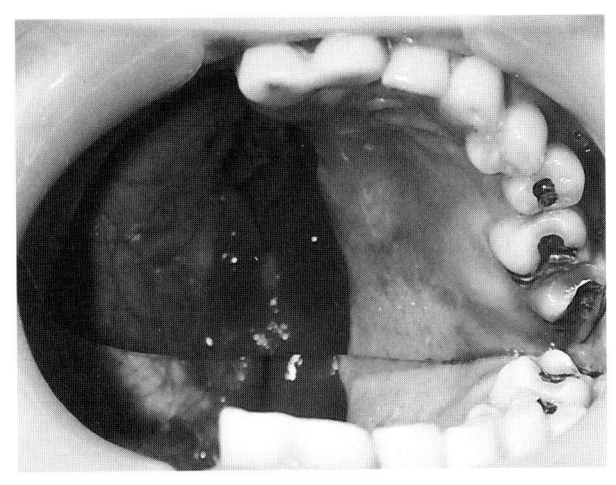

V．口腔がん患者に対するリハビリテーション

図 14 大きく欠損した上顎

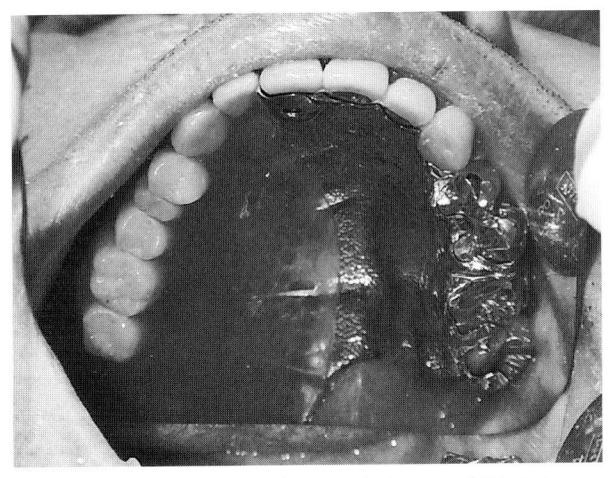

図 15 残存歯に適切な前処置を行うことで維持のよい顎補綴が装着できる（図 14 と同一症例）

及ぶ場合や残存歯がない場合などには，補綴物の維持が比較的困難となり，十分に回復できない場合も生じる．この際には，インプラントを応用して維持が図られる．

上顎骨全摘術などによって生じた欠損は，時として皮弁によって再建される．しかし，口腔内の欠損をすべて皮弁によって覆うと，その後の補綴に悪影響が生じる．そこで，側壁（頰側）のみを皮弁で再建を行い，他は補綴物で補う方法を用いると良好な結果が得られる．

一方，欠損部が軟口蓋に及んだ場合，原発病巣が軟口蓋に存在した場合などには，嚥下時に生じる咽頭収縮と構音時行われる鼻咽腔閉鎖時の咽頭部の運動の違いから両機能を同時に満たす補綴物を作成するのは容易ではない．軟口蓋が欠損または短小化した場合には，栓塞子型またはバルブ型の装置をもった補綴装置が応用される[9]（図 16, 17）．

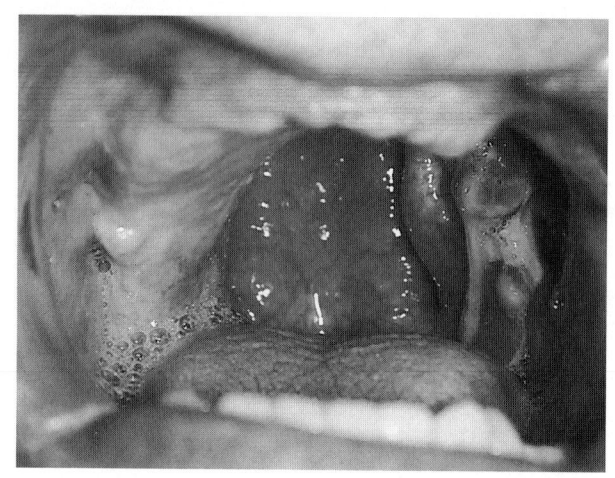

図 16 軟口蓋まで大きく欠損した症例
補綴物の維持に有利な残存歯が存在しない，補綴物の維持安定を得るためには労を要す

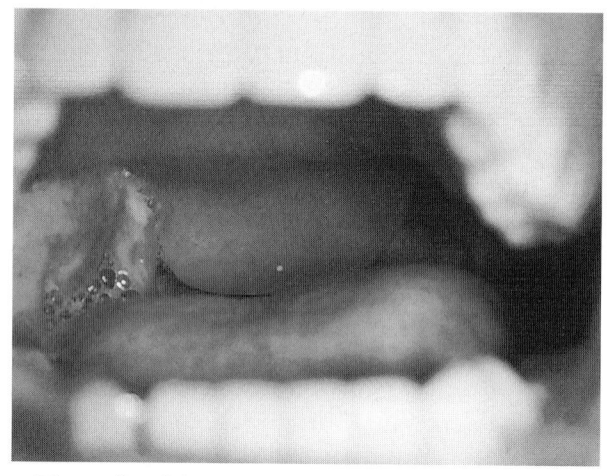

図 17 軟口蓋部を栓塞子部で覆い，鼻咽腔閉鎖機能を代償させる

3. 舌の切除に対する対応

舌がんなどで舌の切除が行われると，固有口腔の容積の増加により，咀嚼期，口腔期，咽頭期における舌の口蓋への接触が妨げられる．舌の口蓋に対する不十分な接触は，咀嚼障害や舌による食塊の咽頭への送り込み障害，舌の口蓋に対するアンカー機能の低下を起因とした舌根部の後方移動の障害を引き起こす[10]．そこで，固有口腔の減少および舌の口蓋への接触を回復させる目的（図 18～21）で，舌接触補助床（PAP：Palatal Augmentation Prosthesis）[11~13]が作成される．

この装置は患者が上顎に歯の欠損を伴う場合は，総義歯や部分床義歯に付加して作成され

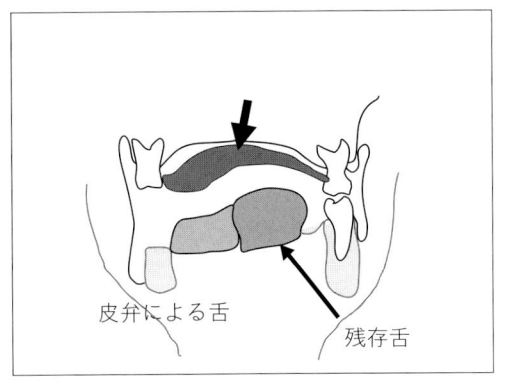

V. 口腔がん患者に対するリハビリテーション

図 18 PAP[12]
Palatal Augmentation Prosthesis

PAPの目的
・口腔内の死腔閉鎖
　―食塊形成
　―咽頭への送り込み
・舌のアンカー機能の強化
・構音点の回復

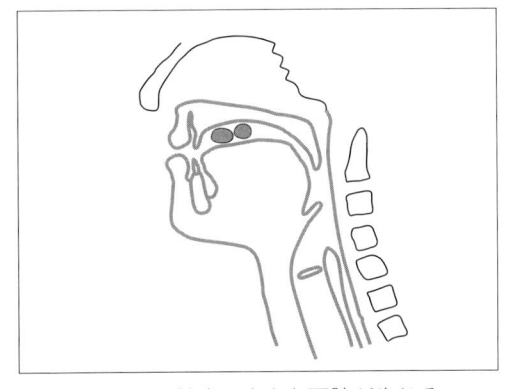

図中ラベル: 皮弁による舌、残存舌

図 19 口腔内に大きな死腔が生じる

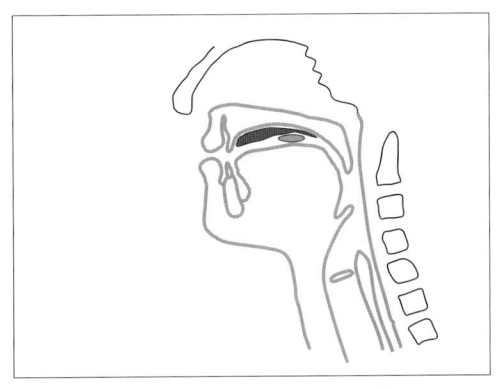

図 20 口腔内の死腔の閉鎖

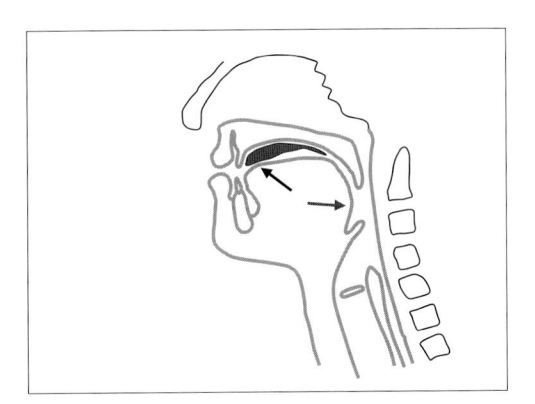

図 21 舌根部後方移動の強化

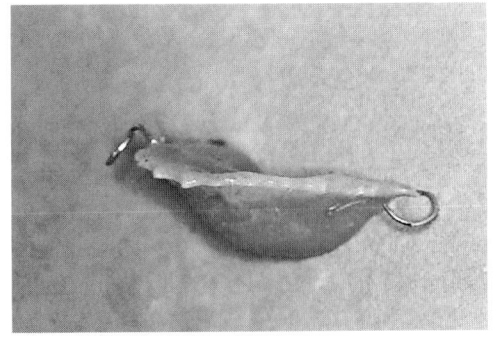

図 22 歯の欠損のない症例に用いられる単独タイプのPAP

(義歯型 PAP)，歯の欠損がない場合には単独で口蓋に作成される（口蓋床型 PAP）（図 22）．
　この装置は，リハビリテーションの進行に合わせて舌の可動域の増加がみられた際にはPAPの舌接触部分を薄くするという調整を行うことになる．最終的には，PAPを使用しなく

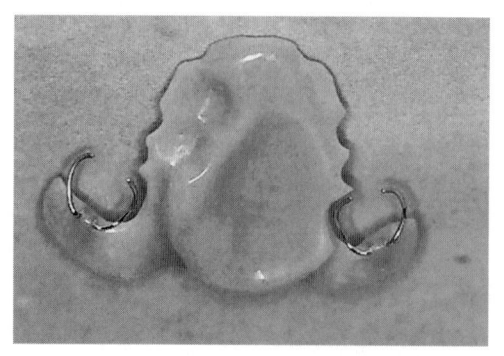

図23 下顎の偏位によって咬合関係が失われた症例に装着したPAP．舌接触部と対合歯（下顎）との咬合関係を回復させる機能を持たせた

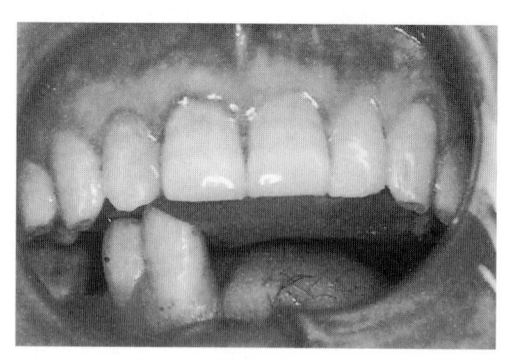

図24 装着したところ

ても十分機能が得られる場合には撤去することになる．しかし，再建皮弁の萎縮などでむしろ舌接触部を肥厚させなければならないこともある．患者の残存歯において咬合支持がない場合には，顎関節の機能に問題がなければ咬合位を低下させれば結果的に舌の口蓋への接触面積を増加させることも可能で，咬合位を低位とする場合もある（図23,24）（咀嚼機能も考慮したPAP：舌亜全摘，下顎区域切除後，舌および下顎骨即時再建が行われた症例，術後，移植下顎骨の壊死によって除去され，下顎の患側への偏位がみられる）．

4．その他の補綴装置

下顎骨の区域切除後に再建されなかった症例や，再建骨のトラブルなどによって下顎骨の偏位が著しくみられた場合などには，口唇の閉鎖が困難となる場合がある．口唇閉鎖の不良は食物の口唇からの食べこぼしにつながるばかりでなく，適正な嚥下圧形成に支障をきたす．この際患者は口唇からの食物のこぼれを避け，咽頭への送り込みを補うために頸部後屈を余儀なくされる．頸部後屈位は，嚥下咽頭反射の惹起遅延や喉頭挙上障害が認められる場合において誤嚥の危険性を増す体位となる．このような場合にも，口唇閉鎖を代償するためのさまざまな補綴物を作成することができる（図25〜27）．

メディカル・メーク・アップ

メディカル・メーク・アップは，痣（あざ）や火傷の痕，傷痕などを化粧によって見えなくすることの心理的効果を医療に組み込んだものとして，欧米では既に一般的なものになっている[14]．しかしわが国では化粧業界で研究が行われ[15]，一部で実践されているものの[16]，いまだ医療の一環としての認識は不十分である．

心理学的アプローチの項でも述べたように，口腔がん患者はがんの発生部位ならびに手術の

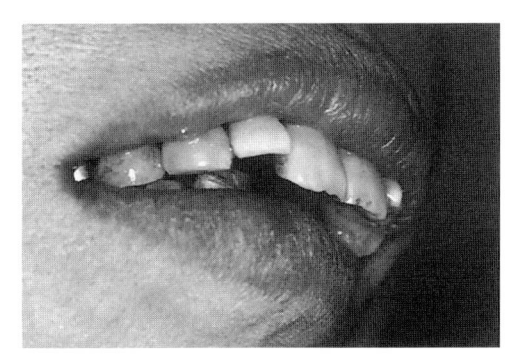

Ⅴ．口腔がん患者に対するリハビリテーション

図 25　下顎の偏位により口唇閉鎖が不能となった

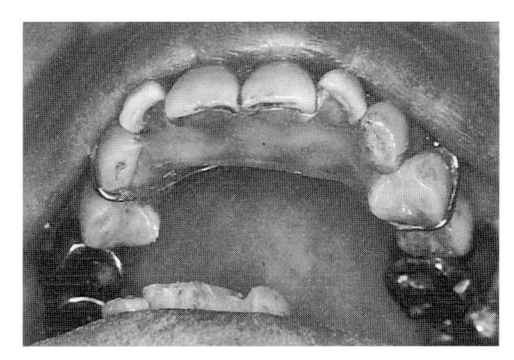

図 26　装着した補綴装置

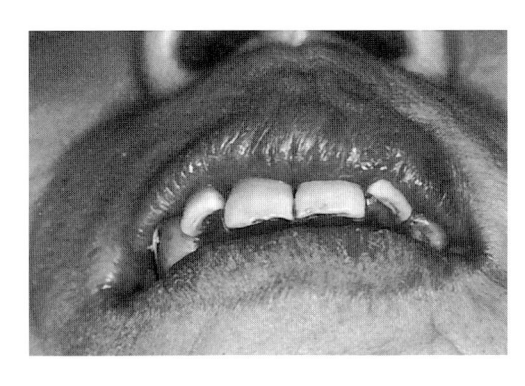

図 27　補綴装置装着により下口唇と補綴装置との間で閉鎖が可能になり，口唇からのもれ，嚥下時の頸部後屈の必要がなくなった

範囲が顔面，口腔にあるため，術後の審美的な変化が著しいことが多い．このために，抑うつ症状が長く続いたり，社会生活が制限されるなどのQOLの低下が考えられる．

こういった口腔がん患者に対し，メディカル・メーク・アップ専門家による顔面の術創痕，頸部郭清術の術創痕，気管切開痕，再建部の術創痕（前腕部）など，患者自身が希望した部位について，化粧を施行した（図28～31）．いずれも患者の満足度は高く，心理的効果がみられた．今後の対象症例，施行施設の拡大が望まれる．

口腔がん患者のリハビリテーションにおける心理学的アプローチ

がん患者の心理的問題は，臨床経過とともに進行する．予感の段階，診断を受けたときの段階，治療の段階（手術前，放射線療法，化学療法，手術後）再発・進行期，終末期である．ここでは，手術前後のリハビリテーションにおける心理学的アプローチについて述べることとし，他の時期についての問題については他の成書に譲る．

患者は，がんの治療と引き換えに摂食・嚥下機能を含む能力の低下という障害を持つことになるわけで，それは，心理的には大変なストレスを抱えることになる．対象喪失（身体機能だけでなく，家庭や社会での役割の喪失，社会的な地位の変化，交友関係の制限なども含む）に

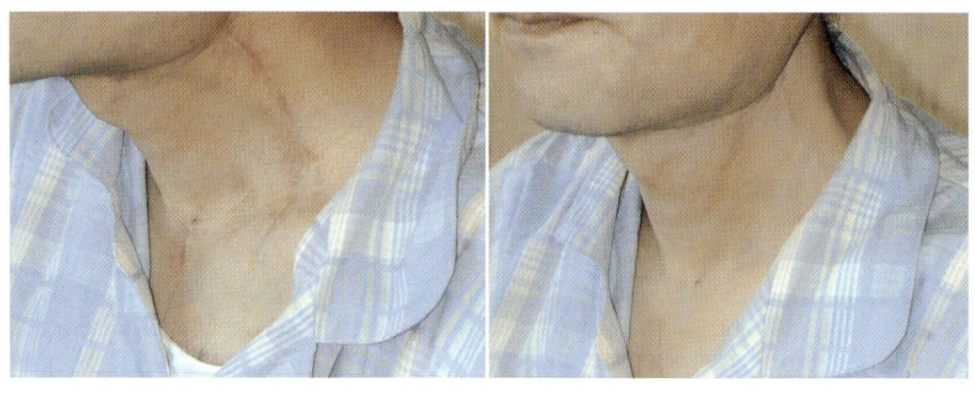

図 28 頸部郭清術によって生じる瘢痕　　　図 29 メーク・アップ後

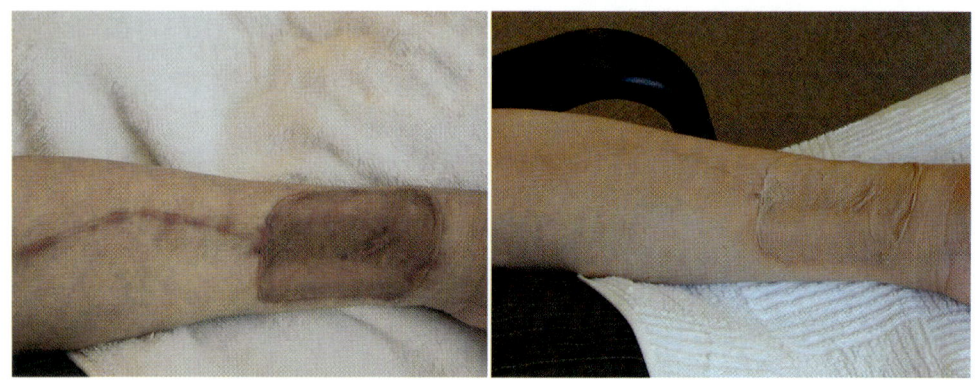

図 30 前腕皮弁採取後の瘢痕　　　図 31 メーク・アップ後
これらの患者は暑い夏でも長袖やタートルネックの服を着用したりスカーフを巻くことで瘢痕を隠している

際して，失われたものをあきらめ，新しい状況に適応していく心理的な作業は悲哀（喪）の仕事といわれている．患者の悲哀の仕事をいかに援助するかが，リハビリテーションにおける心理学的アプローチの最大の目標である[17]．

「悲哀の仕事」をどう乗り切っていくかについては，さまざまな段階理論が提唱されている．わが国では，上田[18]が障害者の心理として，① ショック期，② 否認期，③ 混乱期（怒り，恨み，悲嘆，抑うつ），④ 解決への努力期，⑤ 受容期の5期をあげている．ここでいう受容とは，障害を持つことが自己の全体としての人間的な価値を低下させるものではないことの認識と体得を通じて恥の意識や劣等感を克服し，積極的な生活態度に転ずることとした．

こういった障害受容過程とされる患者の心理的変化は，ただ経時的な変化によるものではなく，治療のプログラムの中で自分の障害に直面した反応となって現れるものである．ここで大切なのは，リハビリテーション担当者が，患者の抑うつなどの心理的反応を理解し，支持的な態度で臨むことである．

V. 口腔がん患者に対するリハビリテーション

　口腔腫瘍の術後患者は，発生部位が，顔面，口腔などの日常生活に密接な部位であることから，少なからず，他の部位のがんよりQOLに影響を与える[19,20]．また，がん患者に特有な再発への不安を常に抱えている点で，「病気がすっきり治った」感を持てないことも，抑うつ感がなかなか軽減できない理由になろう．こういった中から，患者が障害受容という新しい行動様式を学習するためには，リハビリテーション担当者が，まず，患者のその時々の感情をそのまま受け入れる姿勢を示す，適切な強化因子が必要なのである．

口腔ケア

　口腔腫瘍患者はさまざまな原因（表3）[21]によって口腔ケアが不十分となる．口腔ケアの不良は放射線療法や化学療法によって生じる口内炎を悪化させ，化学療法時の免疫抑制による歯周疾患の悪化に拍車をかける．さらに，術後の誤嚥性肺炎，手術創の感染をも引き起こす．口腔がんの治療による合併症や後遺症の減少を目的とした支持療法[22]としての口腔ケアは術前，周術期，術後さらにリハビリテーション期の摂食・嚥下障害への対応に際して重要となる．

放射線療法，化学療法時の口腔ケア

　口腔がん患者は，腫瘍増大による疼痛や腫瘍に対する恐れなどで口腔ケアが十分に行われていないことが多い．放射線療法，化学療法の開始前に徹底的な口腔ケアが望まれる（図32）．
　放射線療法，化学療法による口内炎の発生は食物との接触痛による摂食障害の原因になる．疼痛がひどい場合にはキシロカインビスカス含嗽，キシロカインゼリーの塗布を行う．口内炎の予防には徹底したプラークコントロールと粘膜に対する清掃が必要となる．放射線療法との併用化学療法の時には時として口内炎が重篤化し，口腔ケアが困難になる．化学療法の副作用である悪心を強く訴える患者も同様に，口腔ケアが困難となる．含嗽などは継続して行い，症状に合わせて口腔清掃を再開させる．また，頻繁なうがいは唾液を介して口腔内に排泄された抗がん剤を取り除くためにも有効となる．

表3　口腔ケアを困難にする因子

腫瘍拡大による疼痛
化学療法による口内炎の疼痛
化学療法による悪心
放射線治療による放射線粘膜炎の疼痛
開口障害（開口筋に対する手術侵襲や周囲組織の切除による瘢痕化，術後瘢痕収縮の進展によって徐々に開口障害が現れる．放射線治療による咬筋の瘢痕拘縮によっても生じる）
術後疼痛
術野に対する不安
術後後遺症としての運動障害，感覚障害
嚥下障害

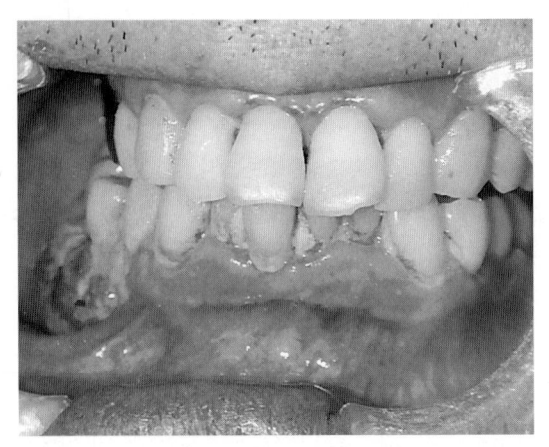

図 32 歯石やプラークが多く付着した口腔内
この状態のまま放射線療法や化学療法が開始されてはいけない

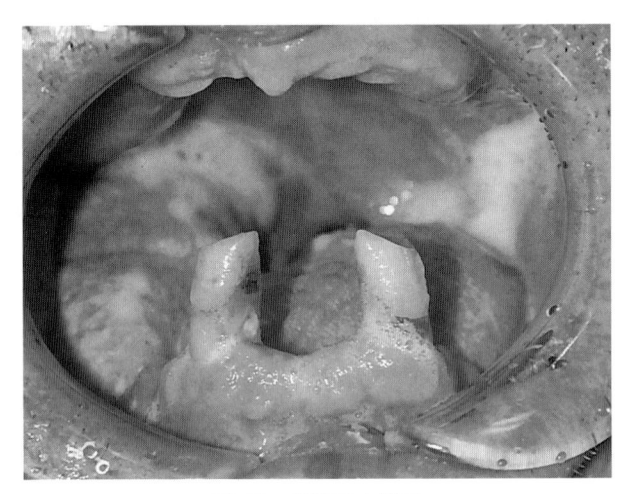

図 33 他院での術後
遷延化した嚥下障害に対し嚥下訓練を目的に紹介来院した患者の口腔内
嚥下訓練の前に徹底した専門的口腔ケアから開始されるべきである

誤嚥性肺炎予防のための口腔ケア

　口腔衛生状態が改善しないまま手術を受けると，創部の感染リスクが高まるばかりでなく，術後の誤嚥性肺炎に対するリスクも増加することが予想される．術直後は創部保護のために1週間程度は器械的な口腔ケアが禁止される．当然口腔内の環境の悪化は避けられない．この時期には嚥下機能は極めて低下を示し，誤嚥性肺炎のリスクは高いといってよい．外科主治医より許可が出しだい，徹底した口腔ケアが再開されるべきである．

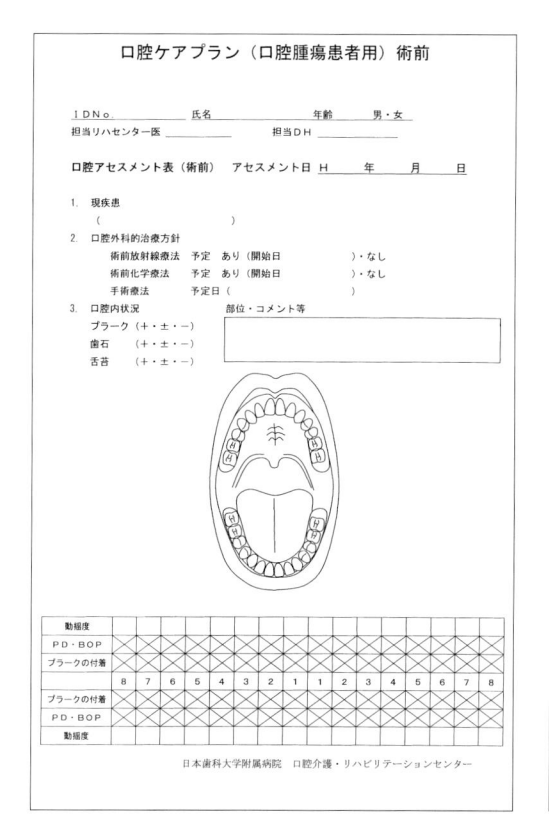

V．口腔がん患者に対するリハビリテーション

図 34　当センターで用いている口腔ケアアセスメント表（リハビリテーション担当医の
　　　　アドバイスのもとに歯科衛生士によって作成される）
　　　　口腔内状態の把握だけでなく，予定術式，行われた術式，現在の全身状態，嚥下機能な
　　　　ど多くの情報のもと口腔ケアは行われる

　創部や全身状態の回復がみられた時点において，間接訓練を経て，食物を用いた直接訓練が開始される．この訓練の前には徹底的な専門的口腔ケア（図 33）が必要であり，この専門的口腔ケアは嚥下機能の確かな獲得がみられるまで行われるべきである（図 34）．食物を用いた直接訓練が開始されると口腔内の食物による汚染が加わり口腔内の環境が悪化し，徹底した口腔ケアの必要性は高まる．

上顎がん摘出後の鼻腔ケア

　上顎骨全摘出後の患者は，口腔と鼻腔が交通することにより食物の鼻性逆流が生じ，鼻腔内が食渣によって汚染される場合が多い．ここに，鼻汁が加わり悪臭の原因ともなる．患者はその解剖学的複雑さなどにより自己管理が難しく，適正な指導とともに，外来受診時における専門的ケアが必要である．

文　献

1) Logemann JA：Therapy Procedures by Category, Evaliation and Treatment of Swallowing Disorders, 2 nd ed, 222〜235, Pro-ED, Texas, 1998.
2) Groher ME 編著（藤島一郎監訳）：嚥下障害の病態とリハビリテーション，第3版，医歯薬出版，東京，1998.
3) 竹本喜一：頭頸部腫瘍術後の摂食・嚥下患者への理学療法的アプローチ，理学療法 16：892〜897, 1999.
4) 西嶌　渡：頸部郭清術後の頸腕部の運動障害について―副神経と胸鎖乳突筋を切除した症例における検討―，JOHNS 7：1087〜1090, 1991.
5) 藤島一郎，北條京子，大熊るり，柴本　勇，小島千枝子，田中里美，武原　格：輪状咽頭嚥下障害に対するバルーンカテーテル訓練法―4種類のバルーン法と臨床成績―，耳鼻 45：147〜151, 1999.
6) 木佐俊郎，深田倍行，斎藤　潤，鯡川哲二，冨永積生，原　順子，後藤幸子，瀬戸山元一：脳卒中患者の摂食・嚥下障害に対する"間歇的口腔カテーテル挿入栄養法"（IOCM），島根県中病医誌 22：47〜53, 1995.
7) 塚本芳久，藤田あをい，椿原彰夫：間欠的口腔食道経管栄養実施時における消化管運動のX線透視画像；経鼻経管栄養との比較，Journal of clinical rehabilitation 5：511〜514, 1996.
8) 木佐俊郎，小村智子：人工栄養患者―口腔ケアの具体的な進め方―，最新口腔ケア，68〜71, 照林社，東京，2002.
9) 藤田幸弘，鈴木規子，歌門美枝，斎藤浩人，山下夕香里，高橋浩二，道　健一，川端一嘉，鎌田信悦：中咽頭切除症例に対するリハビリテーション―発音補正装置としての鼻咽腔部補綴の有用性について―，頭頸部腫瘍 25：53〜58, 1999.
10) Shah JP, et al.：Cervical lymph node metastasis. Curr Probl Surg 30（Well SA ed）243〜344, 1993.
11) John W. Davis, Cathy Lazarus MA, Jerilyn Logemann：Effect of a maxillary glossectomy prosthesis on articulation and swallowing, J Prosthet Dent 57：715〜719, 1987.
12) Logemann JA, Kahrilas PJ, Hurst P, Davis J：Effect of Intraoral Prothetics on swallowing in patients with Oral cancer, Dysphagia 4：118〜120, 1989.
13) 菊谷　武，山田晴子，西脇恵子，稲葉　繁：筋萎縮性側索硬化症患者の嚥下および構音障害に対する舌接触補助床（PAP）の適応の1例，障歯誌 21：200〜204, 2000.
14) Graham JA（早川律子訳，監修）：化粧の心理学，週刊粧業，1988.
15) 資生堂ビューティーサイエンス研究所編：化粧心理学，フレグランスジャーナル社，東京，1999.
16) かずきれいこ：リハビリメイク―生きるための技―，岩波書店，東京，2002.
17) 才藤栄一，渡辺俊之，保坂　隆編：リハビリテーション医療心理学キーワード，文光堂，東京，1995.
18) 上田　敏：障害の受容―その本質と諸段階について，総合リハ 8：515〜521, 1980.
19) 小野　勇，他：頭頸部癌患者の quality of life, 癌の臨床 34：1065〜1071, 1988.
20) 池上直己，福原俊一，下妻晃二郎，池田俊也編集：臨床のためのQOL評価ハンドブック，医学書院，東京，2001.
21) 菊谷　武：口腔・中咽頭がんの患者さんに行うPOHC，米山武義，植松　宏，足立三枝子編集：プロフェッショナル・オーラル・ヘルスケア，58〜61, 医歯薬出版，東京，2002.
22) 太田洋二郎：口腔トラブルの緩和治療，がん看護 7：294〜296, 2002.
23) 藤本保志，長谷川泰久，中山　敏，他：口腔・中咽頭がん広範囲切除における誤嚥防止術式の有用性と限界，日耳鼻 101：307〜311, 1998.
24) 藤本保志，長谷川泰久：手術的介入，溝尻源太郎，熊倉勇美編著：口腔・中咽頭がんのリハビリテーション―構音，摂食・嚥下障害―，210〜221, 医歯薬出版，東京，2000.

VI 口腔がんによって生じる嚥下機能評価

口腔腫瘍患者の摂食・嚥下障害を疑う臨床所見

　口腔腫瘍術後の患者は，程度の差こそあれ何らかの摂食・嚥下障害を有していると考えてよい．そこで口腔がん患者の摂食・嚥下障害に関係する訴えとその原因[1]について述べる．

1．口腔内唾液の貯留

　口腔内や咽頭内に唾液が一定量貯留すると嚥下反射が誘発されるが，手術や放射線治療などによって口腔内知覚が低下すると，その回数が減少し，口腔内に唾液が貯留する（図1）．患者は唾液の分泌が増えたと訴える場合も多い．口腔内に貯留した唾液は粘度を増し，唾液の嚥下を妨げる．これは，食塊の咽頭への送り込みにも影響を与える．

2．口腔内に食事が残留

　手術によって口腔内に生じた死腔の存在や知覚のない移植皮弁の存在は，口腔内に食物を残留させる．
　また，舌の口腔底への縫縮や舌の運動神経である舌下神経の損傷は舌の可動域の減少を生み，食塊の咽頭への送り込みを阻害し，舌上や口蓋への食物残留の原因となる．頬や口唇の運動をつかさどる顔面神経の麻痺は，口腔前庭部への食物残留につながる．この際，知覚神経である三叉神経が損傷されている場合，残留を知覚することができずにこの症状が助長される（図2）．

3．口唇から食物がこぼれる

　顔面の表情筋に分布する顔面神経は，耳下腺を貫き耳下腺神経叢を経て，側頭枝，頬骨枝，頬筋枝，下顎縁枝および頸枝に分かれる．耳下腺腫瘍や頬部の腫瘍の切除などによって切断される．また，頸部郭清によって下顎縁枝が切除または損傷される場合がある．下顎縁枝の切除は口唇閉鎖に障害を与える．また，下顎区域切除され再建が行われなかった症例や，トラブルにより，術後に移植骨が除去された症例などでは下顎に偏位が生じ，結果として口唇閉鎖が困難になる．
　顔面神経が完全に切断されずに損傷されたことによって生じた運動麻痺は一過性で，適正なリハビリテーションによって徐々に回復を示すが，顔面神経が完全に切断された場合は，回復

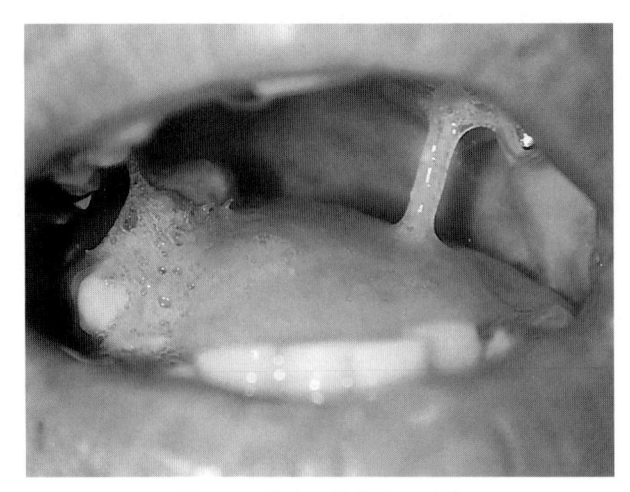

図1 口腔内に貯留する唾液

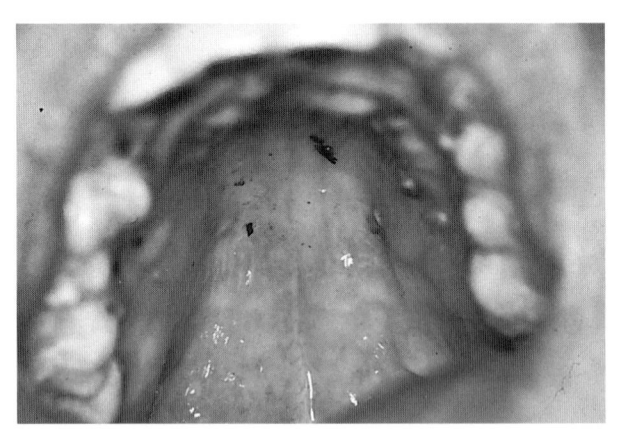

図2 口蓋に付着した食渣

は難しい．

4. 口腔内に食事が逆流

咽頭に送り込まれた食塊は，咽頭が上部から下部へ順次収縮する（蠕動様運動）ことによって食道へ導かれる．舌根部にわたる切除や移植皮弁によって舌が前方に引かれた症例などで，舌根部の後方移動に障害が生じる．これにより，舌根部と咽頭後壁の接触が得られず，続いて起こる下咽頭部での咽頭収縮の際に，舌根部を超えて中咽頭部や口腔に食塊が逆流を示す．

5. 食物が鼻腔に逆流（鼻性逆流）

軟口蓋は嚥下の際は挙上して咽頭後壁と接し，鼻咽腔閉鎖が行われる．その後，食塊が咽頭下部に送り込まれる際には舌根部と咽頭後壁にはさまれるような位置で下垂し，下咽頭部へ食

塊を送り込む咽頭収縮に参加する．中咽頭部の腫瘍や舌根部の腫瘍の際に軟口蓋や中咽頭側壁が切除されると，嚥下時に鼻咽腔閉鎖が困難になり，嚥下時に食塊の鼻性逆流が生じる．

さらに，上顎の全摘術後には硬口蓋に欠損を生じる．これによって口腔と鼻腔が交通することになり，食物が鼻腔に逆流する．硬口蓋の欠損は補綴物によって封鎖することが可能であるが，軟口蓋が大きく欠損し，上顎が無歯顎である場合などは，緊密な封鎖が困難な場合もある．

発声に際して呼気が鼻腔に抜け開鼻声を生じるので，鼻咽腔閉鎖不全の診断において発語明瞭度などの聴覚判定は重要となる．

6．嚥下前の咽頭流入

軟口蓋，奥舌部，舌根部の切除や舌下神経の切断，放射線治療による知覚の鈍麻，また，知覚のない再建皮弁の存在は，舌口蓋閉鎖に影響を与え，食塊の口腔内保持能力を低下させる．患者は飲もうとする前に咽頭に食物が流入すると訴え，嚥下前の誤嚥の原因になる．

7．咽頭残留感

舌根部の後方運動の制限による咽頭収縮力の低下，鼻咽腔閉鎖不全による嚥下圧の形成不良，食道入口部の開大不全などによって咽頭クリアランスが低下し喉頭蓋谷や梨状窩などに食塊が残留する．食道入口部の開大には喉頭の十分な挙上が必要である．嚥下の際に，舌骨ひいては喉頭を挙上するための構造である舌骨上筋群を頸部郭清などにより切除された場合は，喉頭挙上が不十分となり食道入口部の開大不全が生じ，咽頭残留の原因になる．一方，放射線治療や頸部郭清による咽頭部の知覚鈍麻は咽頭残留感を低下させる．咽頭残留は嚥下後の誤嚥の原因となる．

8．飲もうと思う前にむせる（嚥下前誤嚥）

舌口蓋閉鎖不全による食塊の口腔内保持の不良は，嚥下前誤嚥の原因となる．また，舌による咽頭への送り込み不良の患者は，頸部を後屈させて食物を口腔に取り込み，さらに，咽頭に送り込もうとする．頸部後屈位は送り込みを助けるが，解剖学的に舌口蓋閉鎖を困難にし，喉頭挙上の制限にもつながる．食品によって一気に咽頭や喉頭に流れ込み誤嚥を生じることがある．

9．飲む時にむせる（嚥下中の誤嚥）

中咽頭，喉頭の知覚低下によって嚥下反射の惹起が遅れ嚥下中の誤嚥を生じる．舌骨上筋群の切除や放射線治療による頸部の皮膚や皮下・筋層の硬化は喉頭挙上量を抑制する[2]．喉頭挙上量の不足による喉頭閉鎖不全は嚥下中の誤嚥につながる．

10. 飲んだあとにむせる（嚥下後の誤嚥）

咽頭収縮力の低下，鼻咽腔閉鎖不全による嚥下圧の形成不良，食道入口部の開大不全などに起因する咽頭残留量の増加は，嚥下運動終了後の誤嚥につながる．

11. 湿性嗄声[3]

喉頭前庭部に分泌物などの残留があると湿性嗄声が生じる．通常，分泌物は喉頭蓋谷や梨状窩に貯留し，嚥下によって食道に移送される．嚥下運動が生じずに，喉頭蓋谷や梨状窩の容積を超えて喉頭前庭部分泌物が流れ込んだ際，湿性嗄声が生じる．また，咽頭残留物が存在する場合，喀出によっても口腔より排出されるが，喀出力が低下している際には咽頭残留物が増加する．

食物の残留によっても湿性嗄声が生じ，食後に現れることもある．咽頭収縮力の低下，放射線治療による咽頭，喉頭知覚の低下によって咽頭クリアランスが低下する．

口腔がん患者の嚥下機能評価

嚥下造影（Videofluoroscopic examination of swallowing：VF）は，エックス線透視下にて造影剤を嚥下させ動画として観察する方法である．ビデオテープに録画し詳細に検討することもできる．側面または正面において観察し，形態的異常や機能的異常，造影剤によって作られた模擬食品の残留や誤嚥を評価する．また，模擬食品，体位，摂食方法などを調節し摂食場面をシミュレーションする．これにより，訓練や摂食の際の有力な情報を得ることができ，口腔がん術後の嚥下障害に対するリハビリテーションにおいても非常に有用性のある検査方法である．

1. VFの方法

VFにはエックス線透視装置を用い，正面および側面において模擬食品を嚥下させ観察が行われる．

正面像においては咀嚼時や嚥下時の舌の運動，咽頭収縮運動，嚥下器官の左右差，梨状窩に残留した食塊の左右差，咽頭通過の左右差，声門や声門前庭部の閉鎖などが観察できる（CD-ROM参照）．側面像においては検査食の通過路が観察され，舌による食品の咽頭部への送り込み，軟口蓋や咽頭後壁，舌根部の動きなど咽頭の運動，舌骨の動き，誤嚥や気管内侵入などが観察できる．口腔内や咽頭内への検査食の残留も評価できる．正面像に比較して側面像のほうが得られる情報は多い（図3，CD-ROM参照）．

2. VFの目的[4]

VFは，症状と病態の関係を明らかにする診断を目的とする検査と，食品・体位・摂食方法

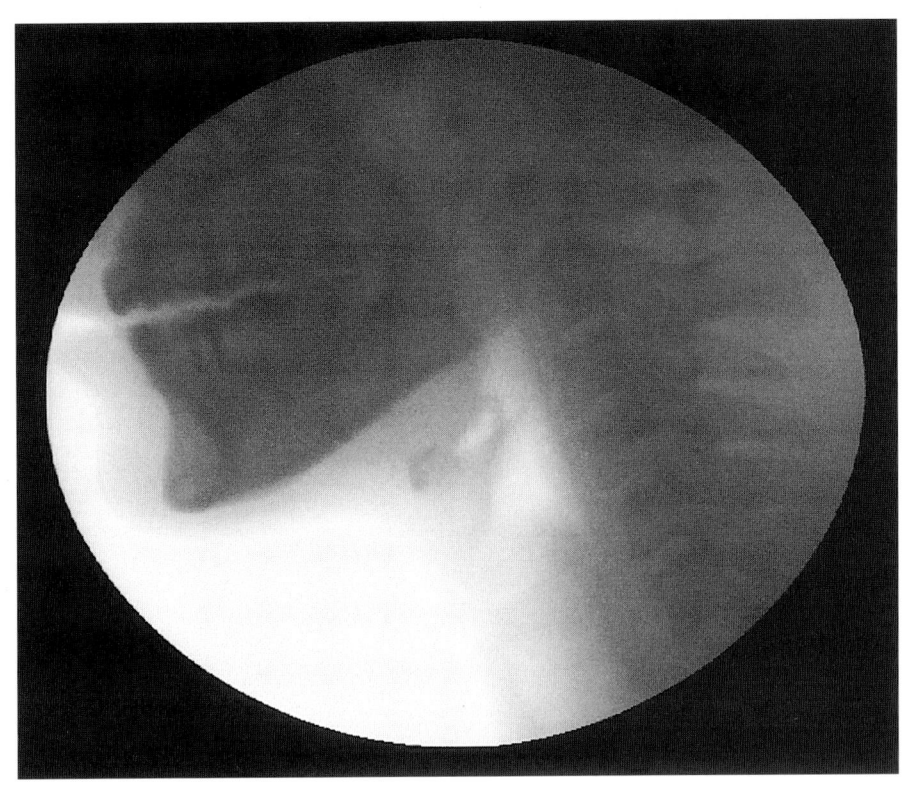

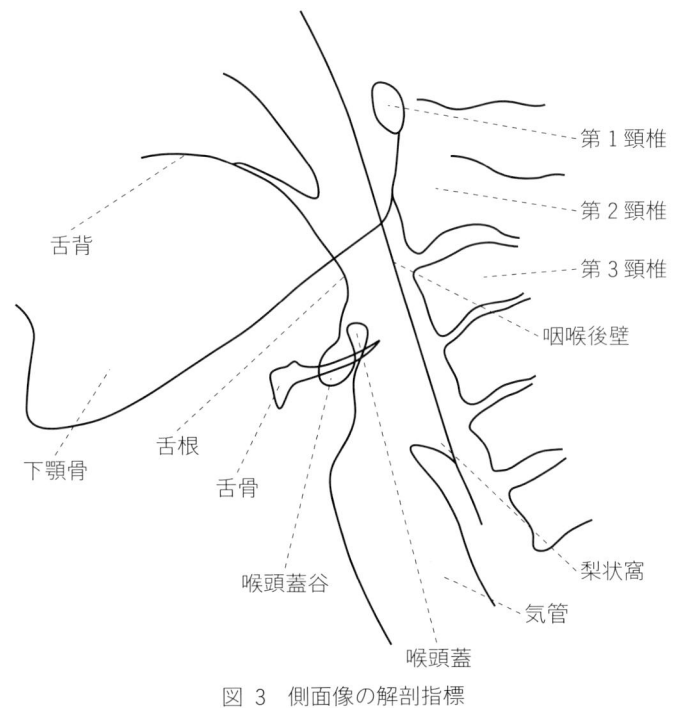

VI. 口腔がんによって生じる嚥下機能評価

図 3 側面像の解剖指標

などの調節により治療に反映させる，治療のための検査とに分けられる．診断のための検査では形態的異常や残留，誤嚥などを明らかにし，治療のための検査ではVF下で食品や体位，摂食方法などを調節することで，誤嚥や咽頭残留を減少させ安全な食事方法や食品の選択に役立てる．

3. VFの評価（表1）

VFでは，嚥下口腔期，咽頭期，食道期における模擬食品の動態と各嚥下器官の解剖学的構

表1 VFの評価項目

模擬食品の動態	口唇からのこぼれ 咀嚼状態 食塊形成 口腔残留（前庭部・口腔底・舌背部） 咽頭への送り込み 早期咽頭流入 咽頭通過 誤嚥・喉頭侵入とその量 口腔への逆流 鼻咽腔への逆流 咽頭残留（喉頭蓋谷・梨状陥凹） 食道入口部の通過 食道残留 食道内逆流 胃食道逆流
解剖学的構造の異常・動き	形態学的異常（口腔） 口唇の開閉 下顎の動き 舌の動き 舌軟口蓋閉鎖 形態学的異常（咽頭） 舌根部の動き 鼻咽腔閉鎖 舌根の動き 喉頭挙上 喉頭蓋の動き 喉頭閉鎖 咽頭壁の収縮 食道入口部の開大 形態的異常（食道蛇行・外部からの圧迫など） 食道蠕動 下食道括約筋部の開大

（日本摂食・嚥下リハビリテーション学会編：嚥下造影の標準的手順，日摂食嚥下リハ会誌 5：p.268〜269, 2001より引用）

造の異常や動きが評価される．

4．造影剤と検査食[5]

VFに用いられる造影剤は誤嚥による肺への影響と味，粘性などを考慮する必要がある．VFに用いられる造影剤には硫酸バリウム系とヨード系がある．硫酸バリウムは比較的安価で使いやすいが，大量に誤嚥した場合，肺内長期残留による肉芽形成などによる肺毒性が知られており[6,7]，誤嚥があらかじめ予想されるときは，ヨード系造影剤の使用が安全である．嚥下造影の場合，ヨード系の造影剤は水様性のものが用いられ，血管造影剤として用いられる非イオン系モノマー型のイオパミロンは肺毒性も少なく，比較的安全に使用できる．欠点としては，高価であること（経口造影剤としては保険適応外）と，味が極めて苦いことであり，何らかの味付けを要する．われわれの施設ではりんごジュースで希釈することで味の改善に努めている．

検査食は，造影性を持たせた実際の食品に性状を似せて作った模擬食品をいう．バリウムパン[8]やバリウムクッキー[9]，イオパミドール寒天[10]などが紹介されている．それぞれの食品の特性を有しているために実際の食事場面に近い形で評価を行うことができる．粘性をもった水様物を検査食として用いるときは造影剤に増粘剤を加えて応用するが，造影剤と増粘剤の組合せによってさまざまな特性を示すので注意が必要である[11]．

5．口腔がん患者におけるVFの有用性

藤本ら[12]は口腔がん患者の術後に生じる嚥下障害の評価において術前からVFを行い，患者の持つ嚥下機能に関する予備力の評価の重要性を述べている．これは，手術を受ける患者は合併疾患や生理的機能低下によりすでに何らかの嚥下機能の低下を示している場合が多いと予想されるためで，特に高齢者の場合，小さな病態が加わっても容易に嚥下障害が顕在化する可能性が高いためである．そこで，われわれの施設においても，同様に高齢患者や術後に嚥下障害のリスクが予想される患者において積極的に術前よりVFを施行し，嚥下予備力を評価し，術者に対して嚥下補助術の提案などに応用している．

術後のVFについても，他の疾患による嚥下障害と同様に有用性が高く，術後の嚥下機能を評価し経口摂取の時期を決定する際や食形態の変更などを行う際などに用いられる．また，食形態の調整による嚥下動態の変化や代償姿勢の効果の確認などに用いられ，バルーンブジーの際の位置決定やIOEチューブ挿入の際の確認にも用いられる．

文　献

1) 藤本保志，長谷川泰久，松浦秀博，中山　敏，加藤久和：舌癌治療における合併症・後遺症の対策，舌癌根治切除・再建術後の嚥下機能―病態とその対策―，JOHNS 16：637〜641, 2000.

2) Jonathan E. AVIV, Craig Hecht, et al.：Surface Sensibility of the floor of the mouth and tongue in healthy controls and on radiated patients, otolaryngology Head and neck surgery 107：418～423, 1992.
3) Joseph Murray：摂食・嚥下機能評価マニュアル―医療面接から訓練計画立案まで―, 道　健一, 道脇幸博監訳, 57～60, 医歯薬出版, 東京, 2001.
4) 日本摂食・嚥下リハビリテーション学会編：嚥下造影の標準的手順, 日摂食嚥下リハ会誌 5：268～269, 2001.
5) 田山二郎：嚥下機能と画像診断, 日気食会報 47：446～455, 1996.
6) 谷本啓二：摂食・嚥下障害における嚥下造影検査の役割―歯科放射線科の立場から―, 歯科放射線 39：94～105, 1999.
7) Aspiration of High-density Barium Contrast Medium Causing Acute Plumonary Inflammation-Report of two Fatal Cases in Elderly Women Disorderd Swallowing：C. Gray, S. Sivavaloganathan K.C. Simpkins, Clincal Radiology 40：397～400, 1989.
8) 稲木匠子, 丘村　煕, 森　敏裕：固形造影剤の試作とその嚥下動態, 耳鼻 36：82～85, 1990.
9) 藤島一郎：脳卒中の摂食・嚥下障害（第2版), 137～156, 医歯薬出版, 東京, 1998.
10) 道脇幸博, 横山美加, 小沢素子, 道　健一, 大越ひろ, 高橋智子, 広田恵美子, 埋橋祐二, 小島正明：非イオン系造影剤イオパミドールと寒天を用いた嚥下機能検査食の試作, 摂食・嚥下リハ学会雑誌 3：34～39, 1999.
11) 菊谷　武, 山田晴子, 稲葉　繁, 柴田聡彦, 鈴木宗一, 吉田貴晃：市販造影検査食の検討, 老年歯科医学 14：311～317, 2000.
12) 藤本保志, 長谷川泰久, 中山　敏, 寺田聡広, 松塚　崇, 奥村耕治, 寺内秀行, 松本　昇, 松浦秀博：口腔癌手術症例における術前嚥下透視の有用性, 耳鼻 45：142～146, 1999.

CD-ROM の説明

V1　正常者の嚥下（水様物）　男性
　　鼻腔より咽頭に留置されているプローブは嚥下圧センサー

V2　(V.030)　咽頭への早期流入　舌癌術後患者
　　舌口蓋閉鎖が不十分なことによって食塊の早期咽頭流入が認められる．
　　嚥下後に喉頭蓋谷，梨状窩に残留が認められる．

V3　(V.041)　喉頭蓋谷，梨状窩への残留　パーキンソン病患者
　　正面像によって観察．嚥下後に喉頭蓋谷，梨状窩に残留が認められる．

V4　(V.050)　食塊の口腔内逆流　舌癌術後患者
　　舌根部の後方移動の制限と咽頭収縮の協調性の低下により，嚥下時に食塊の口腔内への逆流が認められる．

V5　誤嚥（水様物による誤嚥）
　　水様物は口腔内，咽頭内での挙動が早く，誤嚥を示している．

V6　側方像から観察した誤嚥と増粘剤の効果
　V6-1　食塊の流れと嚥下器官の動きのタイミングが合わずに誤嚥をしている．
　V6-2　増粘剤使用によって食塊の挙動を抑制させ，誤嚥を回避させた（喉頭侵入は示している）．

V7　(080)　ワレンベルグ症候群による嚥下障害
　　球麻痺を示す疾患で，咽頭収縮力が悪く，食道入口部の開大不全も見られる．喉頭下降期型誤嚥を示している．

V8　(090)　頸椎前棘の増殖による嚥下障害
　　頸椎前棘の増殖により食道入口部上部が圧迫により狭窄を示している．固形物の嚥下に対し困難感を訴える．

V9　(100)　食道がんによる嚥下障害
　　食道頸部のがんにより，食道が狭窄し，ほぼ全量誤嚥を示している．

索　　引

〈あ行〉

アイスマッサージ　62
悪性腫瘍　14
アシドーシス　30
アミノグリコシド系抗生物質
　　13
アルカローシス　30
アルツハイマー病　13

胃食道逆流　78
胃食道逆流現象　35
Ⅰ型肺胞上皮細胞　18
胃瘻栄養　32
咽喉頭異常感症　14
咽喉頭粘膜　8
咽頭　9
咽頭期　35
咽頭筋　4,9,10,11
咽頭相　1,2

右心不全　29
うつ病　14
運動障害性嚥下障害　88
運動性脳神経核　13

栄養管理　32
嚥下運動　5
嚥下障害　11
嚥下障害の原因　1
嚥下造影　132
嚥下中枢　8
嚥下調節　8
嚥下の意識化　66
嚥下のメカニズム　2
嚥下反射　35

嚥下反射弓　13
嚥下補助術　89
嚥下前・後エックス線撮影　56

押し運動　62

〈か行〉

開口障害　105
外側頸筋　7
改訂水飲みテスト　54
解剖学的死腔　17
下顎区域切除　98
下顎骨正中離断　93
下顎辺縁切除　98
化学療法　88
下気道　17
顎補綴　88
仮性球麻痺　35,48,79,83
喀痰増加　30
カフ　39
カフスボタン状気管カニューレ
　　40
カルシウム拮抗薬　35
加齢変化　14
換気　16
間歇的経口食道経管栄養法
　　109,115
観血的処置時の注意点　70
乾性ラ音　20
間接訓練　60
顔面神経　88
顔面神経下縁枝　100

奇異呼吸　23
気管カニューレ　39
気管吸引　40

気管支喘息　22
気管切開　39
危機管理　16
起坐呼吸　30
義歯作製時の注意点　70
器質性嚥下障害　88
義歯不適合　84
基礎訓練　60
基礎代謝量　32
気道　17
気道確保　41
気道感染　37
吸気相　15
球麻痺　35,49
球麻痺患者　78
胸鎖乳突筋　5
胸部聴診　20
筋萎縮性側索硬化症　50

口すぼめ呼吸　23
クレアチニン　31

経管栄養　32
頸筋　5,6
経静脈栄養　32
頸静脈怒張　29
経腸栄養　32
経皮的動脈血酸素飽和度　20
頸部郭清変法　99
頸部聴診　20
頸部リラクゼーション　60
血液尿素窒素　31
血糖値　30
検査食　135

構音訓練　62
口蓋咽頭弓　2

索　引

口蓋筋　10
口蓋舌弓　2
口峡部　2
口峡の筋　10
口腔　9
口腔期　35
口腔ケア　36, 89
口腔相　1, 2
口腔内常在菌　36
口腔ケア時の注意点　71
交互嚥下　65
抗コリン作動薬　13
交叉性線維　13
膠質浸透圧　33
甲状軟骨　22
構造的原因　14
拘束性肺疾患　22
高炭酸ガス血症　19
喉頭　9
喉頭蓋　2
喉頭挙上術　126
喉頭筋　11
喉頭の位置　15
喉頭（咳嗽）反射　19
誤嚥性肺炎　19, 35, 47, 124
誤嚥防止術　89
呼気相　15
呼吸運動　5
呼吸音　20
呼吸訓練　63

〈さ行〉

在宅酸素療法　18
在宅訪問歯科診療　47
左心不全　30
サーファクタント　18
サルブタモール　35
酸素性無呼吸　19

ジクロフェナク　35

自助具　68
持続経管栄養法　32
湿性嗄声　132
湿性ラ音　20
質問紙　50
収縮期高血圧　25
準備相　1
上気道　17
上室性期外収縮　27
上中深頸郭清　99
食塊の貯留　15
食道相　1, 2
食物テスト　55
心因性嚥下障害　14
神経原性嚥下障害　12
人工呼吸　43
心室性期外収縮　27
心拍数　26
心房細動　25
心マッサージ　43

スクリーニングテスト　52

成人呼吸窮迫症候群　18
咳反射　15
舌下神経　100
舌筋　4, 5, 9
舌・口腔周囲筋の運動訓練　61
舌骨下筋　7
舌骨筋　6
舌骨上筋　7
舌骨上筋群　93, 94
舌根　2
舌根部　5
摂食・嚥下障害　47
摂食・嚥下障害の原因　48
摂食訓練　65
舌接触補助床　73, 88, 118
舌部分切除　91
浅頸筋　7
全頸部郭清術　99

先行相　1
専門的口腔ケア　125

造影剤　135
総頸動脈　43
僧房弁膜症　25
咀嚼筋　4
咀嚼筋群　3

〈た行〉

第1関門　3
体位ドレナージ　38
第2関門　5
唾液分泌不全　104
脱水症　33
タンパク結合率　34

チアノーゼ　18
知覚受容体　8
知覚情報　8
窒息　19
痴呆　13
超音波診断　59
チョークサイン　23
直接訓練　65
鎮静薬　13

低酸素血症　18
低酸素症　19
低タンパク血症　33
テオフィリン　35

糖化アルブミン　30
頭部挙上訓練　63
動脈血酸素分圧　18
動脈血炭酸ガス分圧　18
動脈弁膜症　25
トラケアルタグ　22
トロミ　65

索　引

〈な行〉

ナトリウム欠乏性脱水　33
軟口蓋　2,5
軟口蓋挙上装置　75
軟口蓋の筋　10

II型肺胞上皮細胞　18
ニフェジピン　35
尿路感染　37
認知機能　88,89

脳幹部病変　12
脳血管障害　12,47
脳塞栓　25
脳卒中　12

〈は行〉

肺炎　47
肺水腫　19
肺表面活性物質　18
肺理学療法　37
パーキンソン病　50
パルスオキシメータ　20,55
バルーンブジー法　113
反復唾液のみテスト　53

鼻咽腔閉鎖機能　96
鼻腔　9
ピークフロー　22

非交叉性線維　13
皮質核線維　13
ヒステリー　14
非ステロイド系抗炎症薬　35
鼻性逆流　96,130
表情筋　4

副神経　100
副腎皮質ステロイド　13
不顕性誤嚥　37,48,78

ヘモグロビン　18

放射線性粘膜炎　102
放射線療法　88
泡沫音　20
ポケットマスク　43
補助栄養法　32
ボツリヌス毒素　13

〈ま行〉

慢性気管支炎　22
慢性呼吸不全患者　18
慢性肺気腫　22
慢性閉塞性肺疾患　22

味覚障害　103
水欠乏性脱水　33
水飲みテスト　54
3つの関門　2
脈拍数　26

無気肺　18
無症候性血管障害　15

メディカル・メーク・アップ　121
メフェナム酸　35
免疫能　15
メンデルゾーン手技　64

モバイル型PLP　83
モバイルタイプ（Fujishima type）のPLP　76

〈や行〉

薬剤の副作用　50

遊離薬物濃度　33

横向き嚥下　66
4つのi症状　37

〈ら行〉

輪状咽頭筋　104
輪状咽頭筋切除術　126
輪状甲状靭帯穿刺　42

労作時呼吸困難　30
老人保健施設　47
ロキソプロフェン　35

索 引

英文索引

⟨A⟩

ADL 89
ALS 50
ARDS 18

⟨H⟩

Hb_{A1C} 30
Heimlich 法 42
huffing 38

⟨K⟩

K-point 刺激法 64

⟨M⟩

Mendelson 症候群 36

⟨P⟩

Pao_2 20
PAP 82
percussion 38
phone fast 40
phone first 40
PLP 82
pull-through 法 93
Pushing exercise 62

⟨R⟩

RSST 53

⟨S⟩

Spo_2 20
squeezing 38
ST-T 変化 27

⟨T⟩

Think swallow 66
Tossing 66

⟨V⟩

VE 52,57
VF 52,56
vibration 38

著者略歴

大井 久美子
1972 年　東京医科歯科大学歯学部卒業
1980 年　東京医科歯科大学歯学部助手
1982 年　長崎大学歯学部附属病院講師
1989 年　長崎大学歯学部助教授
1992 年　長崎大学歯学部附属病院歯科麻酔科教授

一戸　達也
1981 年　東京歯科大学卒業
1985 年　東京大学医学部附属病院分院麻酔部医員
　　　　東京歯科大学大学院修了
1992～94 年　Harbor/UCLA Medical Center 麻酔科客員研究員
2002 年　東京歯科大学歯科麻酔科学講座教授

植松　宏
1972 年　神奈川歯科大学卒業
1979 年　東京医科歯科大学歯学部歯科麻酔学講座講師
1986 年　埼玉県障害者リハビリテーションセンター歯科医長
1998 年　東京医科歯科大学歯学部高齢者歯科学講座教授
2000 年　東京医科歯科大学大学院医歯学総合研究科口腔老化制御学分野教授

菊谷　武
1988 年　日本歯科大学歯学部卒業
1989 年　日本歯科大学歯学部附属病院高齢者歯科診療科入局
1998 年　日本歯科大学歯学部附属病院口腔腫瘍診療センター併任
2000 年　日本歯科大学歯学部附属病院　口腔介護・リハビリテーション　センター長

大野　友久
1998 年　東京医科歯科大学歯学部卒業
1998 年　東京医科歯科大学大学院高齢者歯科学講座
2001 年　聖隷三方原病院リハビリテーション診療科歯科
2002 年　東京医科歯科大学大学院歯学博士（口腔老化制御学分野）

西脇　恵子
1983 年　日本女子大学文学部卒業
1984 年　国立身体障害者リハビリテーションセンター学院聴能言語専門職員養成過程卒業
　　　　医療法人財団河北総合病院リハビリテーション科
1989 年　墨田区社会事業団　すみだ福祉保健センター　リハビリテーション課
2001 年　日本歯科大学歯学部附属病院口腔介護・リハビリテーションセンター言語聴覚士

※添付CD-ROMの動作環境，その他ご注意いただきたい事項は以下の通りです．

============================動作環境============================
動画ファイル（AVI）を鑑賞するには以下のソフトウェアが必要です．

  Windows Media Player 6.4 以降
  QuickTime Player 4.0 以上

〈Windows〉
  OS/Windons 98・2000・NT・ME・XP
  CPU/MMX Pentium 以上
  メモリー/32 MB 以上の RAM
  CD-ROM ドライブ 32 倍速以上

〈Macintosh〉
  CPU/Power PC G 3 以上
  OS/Mac OS 8.6 以上
  メモリー/32 MB 以上の RAM
  CD-ROM ドライブ 32 倍以速以上

【注意】
 Windows は推奨の読み取り速度 42 倍速以上の CD-ROM ドライブでないと，動画がコマ落ちすることがあります．Macintosh は最新の G 4 OS X でも QuickTime で動画がコマ落ちしたり，途中で停止することがあります．いずれの場合も，鑑賞したい動画ファイルをハードディスクにコピーしていただければ，正常な状態でご覧になることが出来ます．

本 CD-ROM は著作権上の保護をうけています．無断で収載内容の複写，またはその他の方法で解析，修正，加工，情報の抽出，またその二次的利用を禁じます．本 CD-ROM の使用に起因するユーザのあらゆる損害に関し，内容に誤りや不正確な記述があった場合も含め，当社はいっさいの責任を負いません．

Microsoft, Windows, Windows Media Player は，米国 Microsoft Corporation の米国およびその他の国における登録商標です．

i 486 および Pentium は Intel Corporation の商標または登録商標です．

Apple, Mac, Macintosh, QuickTime Player は米国 Apple Computer. Inc の米国およびその他の国における登録商標です．

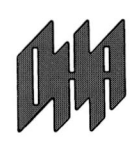

嚥下障害への対応と危機管理
―歯科口腔外科領域における嚥下リハビリテーションと安全管理―

2003年6月30日　第1版・第1刷発行

編著　大井久美子／一戸達也

植松　宏／菊谷　武

発行　財団法人　口腔保健協会

〒170-0003　東京都豊島区駒込1-43-9
振替00130-6-9297　Tel. 03-3947-8301（代）
Fax. 03-3947-8073
http://www.kokuhoken.or.jp

乱丁・落丁の際はお取り替えいたします。　　印刷／明石印刷・製本／壮光舎

© Kumiko Oi, et al. 2003. Printed in Japan〔検印廃止〕

ISBN 4-89605-192-0　C 3047

本書の内容を無断で複写・複製・転載すると，著作権・
出版権の侵害となることがありますのでご注意下さい．